Anselm Grün

Wege durch die Depression

Anselm Grün

Wege durch die Depression

Spirituelle Impulse

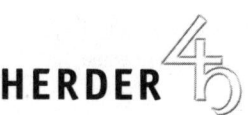

HERDER

FREIBURG · BASEL · WIEN

© Verlag Herder GmbH, Freiburg im Breisgau 2008
Alle Rechte vorbehalten
www.herder.de

Satz: Rudolf Kempf, Emmendingen
Herstellung: CPI - Clausen & Bosse, Leck

Gedruckt auf umweltfreundlichem,
chlorfrei gebleichtem Papier
Printed in Germany

ISBN 978-3-451-29720-5

Inhalt

Einleitung

Depression wird immer mehr zu einer Volkskrankheit. Sie ist schon die zweithäufigste Ursache, warum Menschen vom Arbeitsplatz fernbleiben. Man schätzt, dass in Deutschland etwa vier Millionen Menschen an einer behandlungsbedürftigen depressiven Erkrankung leiden und dass bis zu 20 Prozent der Menschen in ihrem Leben einmal an einer Depression erkranken. Es ist schwer zu sagen, warum Depressionen in unserer Gesellschaft zunehmen. Sicher gibt es dafür mehr als einen Grund. Viele Menschen fühlen sich in unserer Gesellschaft überfordert – am Arbeitsplatz, in Familie und Kindererziehung, bei der Bewältigung ihres Lebens. In einer Welt, in der nahezu alles machbar erscheint, reagiert die Seele mit Depression. Denn sie spürt, dass nicht alles von unserem Wollen abhängt. Ein weiterer wichtiger Grund ist sicher die Maßlosigkeit – nicht nur im Konsum, sondern auch in Bezug auf unser Selbstbild. Wir können nicht immer der oder die Beste, Schönste, Intelligenteste sein. Wir müssen uns mit unserer Durchschnittlichkeit versöhnen. Ein anderer Grund für die Zunahme der Depressionen ist die Pathologisierung menschlichen Leids. Wenn Leid und Traurigkeit nicht mehr zum Leben gehören dürfen, dann reagieren wir mit Depression. So schreibt die Psychologin und Journalistin Ursula

Nuber: „Wenn Leid nicht mehr sein darf in einer Gesellschaft, die so sehr ins Gelingen und den Erfolg verliebt ist, dann besteht das hohe Risiko, dass wir bald in einer depressiven Gesellschaft leben werden. Einer Gesellschaft, in der jeder Mensch, wenn er leidet, als depressiv oder ‚psychisch angeknackst' bezeichnet wird." (Nuber 14) Die heute festzustellende Grundhaltung der Leidvermeidung, aber auch die Zunahme des Ausgebranntseins, das Leiden an Vereinsamung und das Nicht-mehr-Zurechtkommen mit der maßlosen Freiheit, aber auch mit der Konkurrenz um einen herum führen zu einer depressiven Grundstimmung unserer Gesellschaft. Der Basler Psychiater Paul Kielholz sieht im Zerfall der Traditionen eine Ursache, warum die Depressionen zunehmen: „Der Zerfall der Familie ist eine wesentliche Ursache für Depressionen, ebenso wie der Verlust religiöser Bindungen." (Zit. bei Nuber 20) Für den Psychiater und Psychotherapeuten Daniel Hell ist es die immer größere Mobilität, die den Menschen überfordert und ihn von den Wurzeln seiner Vergangenheit abschneidet. Oft ist die Depression ein Hilfeschrei der Seele gegen die Entwurzelung und Überforderung durch die immer schneller erfolgenden Veränderungen.

Obwohl die Zahl depressiv Erkrankter in unserer Gesellschaft stetig zunimmt, ist es vielfach immer noch tabu, offen über Depressionen zu reden. Sie gelten als etwas, das man am besten verschweigt. Sonst läuft man Gefahr, dass die andern über einen reden. Lieber redet man über sein Magengeschwür oder die ewigen Kopfschmerzen als über die Depressionen, die einen heimsuchen. Ja, selbst über eine Krebserkrankung zu sprechen fällt uns womöglich leichter als über die Verzweiflung, Mutlosigkeit und grenzenlose Niedergeschlagenheit, die uns unvermutet überfallen. Ein Manager erzählte mir von seinem Bekannten, der sein Leben bis vor einiger Zeit mit Bravour gemeistert hatte. Bei einer Autofahrt zu einem wichtigen Termin bekam er plötzlich einen Schweißausbruch und konnte nicht mehr weiterfahren. Die Diagnose des Arztes, den er daraufhin aufsuchte, lautete „Depression". Sie traf diesen Manager, ebenso wie seine Freunde, völlig überraschend. Sie waren fassungslos, dass ausgerechnet ein so starker und erfolgreicher Mann just an dieser Erkrankung leiden sollte. Aber eine Depression kann jeden treffen. Darum ist es wichtig, offen darüber zu sprechen und nach Wegen zu suchen, angemessen mit ihr umzugehen.

Vor einiger Zeit kam mir die Inspiration, ein Buch über den spirituellen Umgang mit Depressionen zu schreiben. Ich hatte auch schon konkrete Ideen, wie ich das Thema anpacken könnte. Die Vielzahl der zum Thema „Depression" bereits erschienenen Bücher verunsicherte mich freilich auch. Und dennoch – mir wurde klar: Der spirituelle Umgang mit Depressionen hat bislang nicht in demselben Maß Beachtung gefunden wie die psychologisch-psychiatrische Seite der Erkrankung. Und so wage ich also, mein Vorhaben in die Tat umzusetzen. Dabei möchte ich von der Bibel ausgehen, aber auch die Tradition der Wüstenväter berücksichtigen, jener frühen Mönche, für die im vierten Jahrhundert n. Chr. das Thema der Traurigkeit und Lustlosigkeit sehr wichtig war. Diese Mönche lebten als Einsiedler in der Wüste und haben sehr genau ihre Gedanken und Gefühle beobachtet. Schon sie haben depressive Stimmungen beschrieben, die sie am Leben hinderten und sie vom Gebet abhielten.

Das vorliegende Buch soll also das, was über die Depression schon geschrieben wurde, nicht einfach wiederholen. Vielmehr soll das, was man bisher weiß, den Hintergrund bilden, auf dem ich mich bewusst der Bibel und der geistlichen Tradition zuwende. Die Psychiatrie und Psychotherapie haben mir mit ihren Möglichkeiten, mit der Depression umzugehen, Anregungen gegeben, in der Bibel und in der geistlichen Tradition nach Wegen zu suchen, wie wir uns ihr auf einer anderen Ebene, nämlich spirituell, annähern können. Beide Disziplinen haben wichtige Erkenntnisse über die Depression gewonnen, die jeder, der mit depressiven Menschen arbeitet, berücksichtigen muss. In der Vergangenheit trennte man sehr klar zwischen sogenannten „endogenen" Depressionen einerseits und „exogenen" oder „reaktiven" Depressionen andererseits. Die endogenen Depressionen, so die Annahme, seien körperlich bedingt, die reaktiven seien eine Antwort auf Verlusterfahrungen, auf Überforderung oder auf Verweigerung wichtiger Lebensschritte. Als typische reaktive Depressionen galten die Erschöpfungsdepression, die Depression nach dem Scheitern einer Ehe, nach dem Tod lieber Menschen, die Depression der Lebensmitte und die Altersdepression. Heute ist man mit dieser Einteilung nach „inneren" und „äußeren" Ursachen der Erkrankung vorsichtiger geworden. Man denkt nicht mehr in den Kategorien des „entweder – oder". Die Frage, ob eine Depression körperlich oder seelisch bedingt ist, ist in sich schon falsch gestellt. Die Erkrankung hat immer zwei Seiten, die körperliche und die seelische. Daher sprechen wir heute eher von leichter, mittelschwerer und schwerer Depression.

Folgerichtig denkt man auch in der Therapie nicht mehr in Alternativen: entweder Medikamente oder aber Psychothera-

pie. Therapeuten reagierten in der Vergangenheit auf Anti-
depressiva eher ablehnend. Psychiater wiederum setzten pri-
mär auf medikamentöse Lösungen. Heute arbeiten beide Hand
in Hand. Das ist sicher eine gute Entwicklung.

Der Schweizer Journalist Ruedi Josuran, der sich öffentlich zu
seinen Depressionen bekannte, schreibt von seiner eigenen
Erfahrung mit Medikamenten: „Medikamentöse Hilfe anzunehmen war etwas, was ich lange Zeit ablehnte, da es mein
Weltbild durcheinanderbrachte. Mir passte es ganz und gar
nicht, dass ein paar Milligramm von einer bestimmten Sub-
stanz irgendwelche Ungleichgewichte im Hirn zurechtrücken
können. Heute muss ich sagen, dass die Medikamente wirkliche Fortschritte brachten. Sie bedeuten eine gewaltige Erleich-
terung für sehr viele Menschen und deren Angehörige und
für mich einen ganz entscheidenden Durchbruch. Ich bin froh,
dass ich, egal wie es weitergeht, jederzeit auf Medikamente
zurückgreifen kann, und zwar im Wissen, dass sie mich sta-
bilisieren und aus den Löchern holen." (Josuran/Hoehne/
Hell 70f) Josuran kennt den Einwand, dass man mit Medikamenten die wirklichen Probleme verdecke und den Kranken
hindere, daran zu arbeiten. Darauf antwortet er: „Das können allerdings nur Menschen so unbedarft hinausposaunen,
die selbst nie von Depression heimgesucht wurden. Wenn ich
sehe, wie jemand am Ertrinken ist, würde ich ihm sofort einen Rettungsring zuwerfen und nicht zuerst analysieren, warum er ins Wasser fiel." (Ebd. 72)

Sicher braucht es in dieser Frage ein gutes Gespür. Es gibt
Menschen, die meinen, alle Probleme mit Medikamenten lösen zu können – und solche, die zu stolz sind, Medikamente

zu nehmen. Sie glauben, alles aus eigener Kraft bewältigen zu können. Oder sie nehmen zwar ein Antidepressivum ein, setzen es aber zu früh ab und fallen daraufhin erneut in ein „schwarzes Loch". Wer als Seelsorger oder psychotherapeutisch mit depressiven Menschen zu tun hat, muss die Demut aufbringen, sich einzugestehen, dass nicht alles allein durch seelsorgliche oder therapeutische Gespräche zu heilen ist. Er muss wissen, wann er den depressiven Klienten zu einem Facharzt schicken sollte. Wenn ich vom spirituellen Umgang mit Depressionen schreibe, dann bin ich davon überzeugt, dass die Depression eine spirituelle Herausforderung ist und dass der spirituelle Weg helfen kann, mit der Depression umzugehen. Das Gebet hat durchaus heilende Kraft. Manche meinen jedoch, sie bräuchten nur zu beten, dann würden sie ihre Depression los. Doch oft genug werden sie enttäuscht und versinken dann noch tiefer in Verzweiflung und Antriebslosigkeit. Der spirituelle Weg muss immer auch die psychische und körperliche Situation berücksichtigen und die psychiatrischen und psychologischen Hilfen dankbar annehmen. Wer meint, er könne sich durch das Gebet über die depressive Krankheit hinwegsetzen und jede therapeutische Hilfe ablehnen, verkennt das, was die frühen Mönche „Demut" nannten. Demut ist der Mut, hinabzusteigen in meine depressive Stimmung und sie Gott hinzuhalten. Aber Demut bedeutet auch das Eingeständnis, dass ich trotz aller göttlichen Hilfe auch Menschen brauche, die mich fachmännisch behandeln.

Wichtiger und aussagekräftiger als die Klassifizierung der Depressionen ist das Beschreiben des depressiven Erlebens. „Das depressive Erleben ist: freudlos, interesse- und energielos, mut- und ratlos, gefühls- und beziehungslos." (Josuran/

Hoehne/Hell 26) Depressive Menschen beschreiben ihre Erfahrung der Depression in Bildern wie Leere, Abwesenheit jeglichen Lebens, Stillstand des Lebens, Hemmung des Daseins, lebendig Totsein, Eingefrorensein, als seelische Lähmung oder als dunkle Nacht. Daniel Hell macht auf zwei Gefahren im Umgang mit der Depression aufmerksam. Die erste Gefahr liegt darin, jede Depression auf eine zurückliegende Ursache zu reduzieren und die Vergangenheit aufarbeiten zu wollen. Doch da depressive Menschen ihre Vergangenheit nur negativ erleben, „wird durch eine zu früh einsetzende Bearbeitung der Vergangenheit der bisherige Lebensweg verdunkelt und in eine Perspektive von Schuld und Scham gerückt" (ebd. 27). Die andere Gefahr liegt darin, die Depression nur von ihren Symptomen wie Schlaf- und Appetitstörung, Denk- und Konzentrationshemmung her zu sehen. Oft wird sie auf diese Weise verdinglicht und ihr Botschaftscharakter wird übersehen. Gegenüber diesen beiden Gefahren komme es, so Hell, darauf an, das depressive Erleben anzuschauen, seinen Sinn zu erkennen und es in das eigene Leben zu integrieren. Wir wollen die depressiven Symptome vor allem loswerden. Wir versuchen, „das depressive Erleben abzuschütteln, wie man Schmutz oder potentielle Eindringlinge loszuwerden sucht" (ebd. 29). Die depressiven Symptome werden zu einem Fremdkörper, den man bekämpft. Aber man vergibt sich damit die Chance, all das, was man im Zustand der Depression erlebt, zu verstehen und in sein Lebenskonzept zu integrieren. Die Depression will uns immer auch etwas sagen. Sie hat eine Botschaft für uns. Sie will uns einladen, unsere Maßstäbe in Frage zu stellen und das Geheimnis des Lebens mit neuen Augen zu sehen.

Bei aller gebotenen Vorsicht gegenüber einer Klassifizierung von Depressionen sind doch ein paar Begriffserklärungen hilfreich. Man spricht in der klinischen Terminologie von „unipolarer" und „bipolarer Depression". Letzteres meint eine manisch-depressive Erkrankung, in der depressive Phasen mit manischen wechseln, während derer man kein Maß in seinen Aktivitäten mehr kennt und kaum noch Schlaf benötigt. Bei den unipolaren Depressionen unterscheidet man die „gehemmte Depression", in der man sich innerlich gelähmt fühlt und sich zu nichts mehr aufraffen kann; die „agitierte Depression", die sich in großer Unruhe und leerem Aktivismus zeigt, und die „larvierte Depression", die sich oft hinter körperlichen Symptomen wie Kopfschmerzen, Magenbeschwerden, Appetitverlust und Schwindelgefühlen verbirgt (vgl. Althaus/Hegerl/Reiners 2006, 20f).

In der geistlichen Tradition gibt es das Phänomen der „dunklen Nacht", in die Menschen auf ihrem spirituellen Weg geraten. So möchte ich auch gegen Schluss des vorliegenden Buches über die Beziehung der „dunklen Nacht" zur Depression sprechen.

Im Folgenden möchte ich von Bildern der Depression ausgehen, die ich in der Bibel und in der geistlichen Tradition, vor allem bei den Wüstenvätern, gefunden habe. Ich habe Bilder ausgesucht, die depressive Stimmungen und Krankheitssymptome beschreiben. In den einzelnen Kapiteln möchte ich diese depressiven Zustandsbeschreibungen jeweils mit einer biblischen Geschichte oder mit einer spirituellen Methode aus der geistlichen Tradition zusammenbringen. Dabei soll sichtbar werden, dass wir unsere depressiven Erkrankungen in unseren spirituellen Weg integrieren und sie nicht geistlich überspringen sollen. Und ich möchte in den Lesern und Leserinnen die Hoffnung stärken, dass Gebet und Meditation und all die spirituellen Praktiken, die uns die geistliche Tradition anbietet, ein guter Weg sind, um sich der Depression anzunähern und mit ihr umzugehen.

Es geht mir also nicht um eine systematische Darstellung über Wesen und Therapie von Depressionen. Die biblischen Bilder sind auch nicht immer eindeutig dieser oder jener Form von Depression zuzuordnen. Und vor allem wollen die therapeutischen Schritte, die uns die Bibel zeigt, nicht suggerieren, dass wir keine Medikamente oder keine Therapie mehr benötigten. Ein depressiv erkrankter Mensch soll die medizinischen, psychiatrischen und psychologischen Hilfen in Anspruch nehmen, die ihm gut tun. Aber darüber hinaus kann auch die spirituelle Dimension den Heilungsprozess unterstützen. Die Bilder von Depression und die therapeutischen Schritte, die mir in der Bibel begegnen, zeigen Wege auf, wie wir auch auf spirituelle Weise auf die Depression reagieren können. Der spirituelle Umgang mit der Depression kann uns helfen, die Krankheit in einem anderen Licht zu sehen, sie als Chance auf dem spirituellen Weg zu erkennen, sie in unseren geistlichen Weg zu integrieren. So betrachtet, ist die Depression auch nicht notwendigerweise mehr etwas, was unser gesamtes Leben beherrscht.

Zu einem solchen Umgang mit der Depression braucht es Demut – auf Seiten des Therapeuten und Seelsorgers ebenso wie auf Seiten des depressiv erkrankten Menschen. Heilung kann bei einer Depression manchmal das Verschwinden der Krankheit bedeuten. Oft aber heißt Heilung nicht, dass wir mit der Depression nichts mehr zu tun hätten, sondern dass wir auf andere, menschlichere Weise mit ihr umgehen. Und manchmal braucht es das Eingeständnis, dass die Depression eine Lebensaufgabe bleiben wird: Nicht an ihr vorbei führt der Weg zu Gott, sondern durch sie hindurch. Wir möchten die Depression gerne loswerden. Es wäre schon viel, wenn wir sie loslassen könnten. Loslassen kann man aber nur, was man angenommen hat. Daher besteht der erste Schritt darin, sich mit der Depression vertraut zu machen und sich mit ihr auszusöhnen. Dann verliert sie ihre Macht. Und vielleicht wird sie zu einer Begleiterin, die mich immer wieder daran erinnert, authentisch zu leben, aus tieferen Wurzeln meine Kraft zu beziehen und mich letztlich in Gottes Liebe hinein zu ergeben.

Ich möchte mit einigen Heilungsgeschichten beginnen, in denen Jesus von Kranken um Hilfe gebeten wird. Ihre Krankheiten können verstanden werden als Ausdruck von Depression. In den Heilungsgeschichten, die uns die Bibel überliefert, geht es nie ausdrücklich um die Heilung von Depressionen. Doch wenn wir berücksichtigen, dass Depressionen sich oft hinter körperlichen Symptomen verstecken, können wir die Art und Weise, wie Jesus mit den Kranken umgeht, und die Beobachtung, welche „Therapiemethoden" er anwendet, auch im Hinblick auf die Depression interpretieren. Wir tun dies aus einer bestimmten Perspektive: Die Heilungsgeschichten laden uns ein, uns mit unseren depressiven Verstimmungen Jesus hinzuhalten und ihn zu bitten, auch unsere Krankheit zu heilen und unsere Stimmung zu verwandeln. Jesus tritt in den Heilungsgeschichten nie als Zauberer auf, der die Kranken möglichst schmerzfrei von ihrer Krankheit befreit. Vielmehr konfrontiert er sie stets mit ihrer eigenen Wahrheit. Diese Wahrheit anzuschauen ist oft schmerzlich genug. Die Art und Weise, wie Jesus auf die Kranken zugeht, sie behandelt und heilt, kann uns also Möglichkeiten des Umgangs mit unserer eigenen Depression zeigen. Therapeuten und Seelsorger können darin Möglichkeiten erkennen, auf depressive Klienten zu reagieren. Die therapeutischen Schritte, die Jesus mit den Kranken geht, sind Schritte auf dem Weg der Heilung – auch für uns selbst.

Sich selbst nicht ausstehen können

Depressive Menschen ziehen sich oft von den Menschen zurück. „Denn die Begegnung mit Mitmenschen wird für sie zur Gefahr, ihr Selbstgefühl zu verlieren." (Hell 56) Sie haben Angst, von anderen abgelehnt zu werden und dabei sich selbst völlig zu verlieren. Depressive Menschen tun sich schwer damit, sich selbst anzunehmen. Folgerichtig fühlen sie sich von allen anderen abgelehnt. Sie haben ein geringes Selbstwertgefühl, meinen vielfach, von anderen entwertet und nicht ernst genommen zu werden. Oft entsteht dabei ein Teufelskreis. Wer sich selbst nicht annehmen kann, hat übertriebene Erwartungen an die Wertschätzung von Seiten anderer. Mit ihrer unersättlichen Gier nach Anerkennung vertreiben solche Menschen aber alle, die sich Mühe geben, sie zu akzeptieren. Denn die bekommen Angst, ausgesaugt oder vereinnahmt zu werden. Angehörige von depressiven Menschen haben oft den Eindruck, dass ihnen alle Kraft genommen wird. Also ziehen sie sich zurück. Oder sie möchten sich auf den depressiven Ehemann, die depressive Ehefrau einlassen. Aber er oder sie bekommt Angst vor Nähe und zieht sich zurück. Mit dem Rückzug zwingt ein depressiver Mensch seinen Partner, sich ständig um ihn zu kümmern. Doch je mehr der Partner sich kümmert, desto mehr zieht der Depressive sich in seine Depression zurück. Das verunsichert die Angehörigen. Und es macht sie entweder aggressiv oder aber manchmal ebenfalls depressiv. Man könnte meinen, die Angehörigen spürten in der Depression des Kranken die unterdrückte Aggression und übernähmen dann die Aggression, die der Depressive verdrängt hat.

Oft ist die Depression ein Schutzmechanismus. Weil man Angst hat vor anderen, muss man sich hinter den Schutzmauern der Depression verstecken. Häufig empfinden depressive Menschen eine tiefe Entfremdung gegenüber ihren Verwandten. Sie erreichen die Freunde und Verwandten nicht mehr. Eine depressive Frau schildert das so: „Man rennt mit dem Kopf gegen eine Wand, um die Beziehung herzustellen, aber es geht nicht. Der Besuch der Meinen, das ist ein Nachtspuk, schemenhaft, die Kinder so blass – so wunschlos von meiner Seite. Die Leere füllt den Zwischenraum zwischen mir und meinem Mann, so dass ich nicht hinüberkomme." (Hell 58f) Depressive Menschen können sich über nichts freuen, über keinen Besuch, über kein Lob. Alles geht an ihnen vorbei. In der Begleitung geht es mir dann so, dass ich oft mit besonderer Freundlichkeit und Aufmerksamkeit versuche, auf den depressiven Klienten einzugehen. Doch wenn gar keine Reaktion kommt, bin ich enttäuscht. Ganz von selbst werde ich mich dann beim nächsten Gespräch eher schonen, um nicht das Gefühl haben zu müssen mit meinen Bemühungen ins Leere zu laufen.

Der Evangelist Markus berichtet uns, wie ein Aussätziger auf Jesus zuläuft und ihn um Hilfe bittet. Er fällt vor ihm auf die Knie und fleht Jesus an: „Wenn du willst, kannst du machen, dass ich rein werde." (Mk 1,40) Als Aussätziger ist dieser

Mensch isoliert. Er muss abseits des Dorfes wohnen und darf sich den Gesunden nicht nähern. Er ist den Menschen entfremdet. Und man kann sich vorstellen, wie es in diesen Wohnungen der Entfremdung aussieht. Da ist keine Hoffnung. Alles ist von der depressiven Stimmung geprägt. Der Aussätzige hält diese Entfremdung nicht mehr aus. Er möchte aus seiner Isolation ausbrechen und geht auf Jesus zu. Er erkennt seine Ohnmacht an, aus dem Teufelskreis der Selbstablehnung und Fremdablehnung herauszukommen. Aber er meint, dass Jesus ihm seine Probleme nehmen könne, dass Jesus seine Depression heilt, ohne ihn mit seiner eigenen Wirklichkeit zu konfrontieren. Doch Jesus gibt diesem Wunsch nicht nach. Er handelt souverän. Er traut dem Depressiven, der sich aussätzig, ausgesetzt, ausgeschlossen fühlt, etwas zu und weckt in ihm seine eigene Kraft.

Der erste Schritt der Heilung besteht darin, dass Jesus Mitleid mit dem depressiven Menschen hat. Mitleid darf jedoch nicht zur Überfürsorge werden. Sonst verfestigt sich die Depression eher. Depressives Verhalten löst bei den Verwandten oft einen „schonenden Mitleidseffekt" aus, „was für die längerfristige Entwicklung depressiver Menschen zu einem Risiko werden kann, wenn Mitleid der einzige Gewinn bleibt, der Depressiven erreichbar scheint" (Hell 214). Mitleid kann auch für den Therapeuten zum Risiko werden, dass er selbst depressiv wird. Er muss mit dem depressiven Klienten mitfühlen, sich in ihn einfühlen. Aber er braucht auch eine Grenze, damit er seine eigenen Kraftquellen bewahren kann.

Jesus paart sein Mitleid mit einem aktiven Tun. So besteht der zweite Schritt seiner Therapie darin, dass er die Hand ausstreckt und eine Beziehung zum depressiven Menschen aufnimmt. Er versucht ihn zu erreichen. Er baut ihm eine Brücke, damit er sich auf die Beziehung einlässt. Im Umgang mit depressiven Menschen braucht dieser Schritt oft viel Geduld, weil sie in sich verschlossen sind und mit Angst auf die Kontaktaufnahme des Therapeuten reagieren. Doch wenn die Seelsorgerin oder der Therapeut sich von der Verschlossenheit des Klienten nicht abschrecken lässt, kann das Eis der Gefühlskälte langsam auftauen und Beziehung entstehen.

Der dritte Schritt: Jesus berührt den Aussätzigen. Manche Therapeuten erleben, dass sie von der Hoffnungslosigkeit depressiver Menschen selbst angesteckt werden. Sie bauen Schutzmechanismen auf, um nicht selbst nach unten gezogen und aller Energie beraubt zu werden. Ähnlich geht es Verwandten und Freunden. Sie möchten sich dem depressiven Menschen zuwenden. Aber zugleich haben sie Angst, der Depressive würde ihnen alle Kraft rauben. Oder sie haben Angst, sie könnten den ganzen Unrat von Bitterkeit, Selbstmitleid, Anklage auf sich ziehen und sich damit beschmutzen. Um sich zu schützen, gehen sie auf Distanz. Doch je mehr sie sich distanzieren, desto mehr klammert sich der Depressive an sie. Seine Erwartungen an sie werden immer größer. Jesus hat keine Angst, den Kranken zu berühren. Er ruht in sich selbst bzw. in Gott. Daher kann die Depression des Kranken nicht nach ihm greifen. Er kann nicht aus seiner Mitte gerissen werden. Die innere Quelle, die in ihm sprudelt, wird nicht beeinträchtigt, wenn er sich liebevoll dem Kranken zuwendet und ihn berührt. Therapeuten, die Angst haben, von der Verzweiflung und inneren Leere des Depressiven infiziert zu werden, könnten von Jesus lernen, die eigene Mitte zu schützen. Wer mit Gott eins ist, hat keine Angst vor kranken Menschen und ihrer ansteckenden und krankmachenden Wirkung auf andere. Wer in Berührung ist mit dem inneren Raum der Stille, zu dem kein Mensch Zutritt hat, der kann sich dem Depressiven offen zuwenden. Denn er weiß, dass in ihm ein Raum ist, der geschützt ist vor der Dunkelheit und dem Chaos des anderen. In diesem Raum der Stille ist der Seelsorger, ist der Therapeut ganz bei sich. Da ruht er in sich und zugleich in Gott. Aus dieser inneren Ruhe heraus kann er den Depressiven berühren und seine Not spüren, wie Jesus es getan hat.

Der vierte Schritt: Jesus heilt den Kranken mit dem Wort: „Ich will es – werde rein!" (Mk 1,41) Man könnte dieses Wort so übersetzen: „Ich will, dass du rein bist. Ich stehe zu dir. Ich nehme dich an. Für mich bist du rein. Aber jetzt ist es auch deine Aufgabe, rein zu werden, zu dir zu stehen, dich so anzunehmen, wie du bist." Jesus steht zum depressiven Menschen. Er ist ihm nahe und geht mit ihm seinen Weg. Aber er nimmt ihm seine Depression nicht ab. Er fordert ihn vielmehr heraus, nun selbst das zu tun, was in seiner Macht liegt. Wenn Jesus den Depressiven annimmt, muss nun auch dieser bereit sein, sich selbst anzunehmen mit seiner Depression. Wer sich mit seiner Depression akzeptiert, der fühlt sich nicht mehr unrein. Sie gehört zu ihm. Sie darf sein. Dadurch verliert sie an Macht. Sie hat ihn nicht mehr im Griff. Der Depressive braucht sich nicht mehr selbst von der Gemeinschaft auszuschließen. Viele haben das Gefühl, sie dürften sich den anderen mit ihrer Depression nicht zumuten. Sie machen sich selbst Vorwürfe, dass sie so depressiv sind und für die anderen eine Last darstellen. Aber zugleich bleiben sie in ihrem

Jammern über sich selbst stecken und lehnen jeden eigenen Schritt ab, den sie tun könnten. Der erste Schritt wäre die Erlaubnis, dass die Depression sein darf und dass ich nun einmal an dieser Krankheit leide. Wer sich das eingesteht und so seine Depression in sein Leben integriert, der traut sich auch in die Gemeinschaft der Menschen. Er mutet sich den anderen auch dann zu, wenn es ihm nicht so gut geht.

Jesus bietet nur den Raum an, in dem der depressive Mensch Hoffnung schöpfen kann. Aber für das Leben muss er sich selbst entscheiden. Und er muss bereit sein, sich selbst mit seiner Gefährdung anzunehmen. Das ist für viele depressive Menschen nicht selbstverständlich. Der russische Schriftsteller Maxim Gorki, der selbst an Depressionen litt, „hat sich selbst die Schwermut verboten und erlaubt sich auch in den schlimmsten Stunden seiner Krankheit niemals Selbstmitleid" (Cermak 52). Gorki hatte mit 23 Jahren einen Selbstmordversuch unternommen: „Ich schoss deshalb auf mich, weil ich fand, es sei unerträglich, zu leben." (Ebd. 51) Er schämte sich Zeit seines Lebens für diesen Selbstmordversuch. Seither hat er seine Depression und seine Krankheit verleugnet. Und er sah in Dostojewski seinen Feind. Denn der hatte das Leid, das er selbst in reichem Maß erlebt hat, als Merkmal derer verstanden, „die zu Höherem berufen sind" und als „Abglanz des notwendigen, heiligenden Leidens, das erst den Blick frei macht für den tieferen Sinn der Welt" (ebd. 52). Gorki hat als Atheist sein Leben lang gegen seine Krankheit und gegen seine Depression gekämpft. Aber der Kampf hat ihn eher hart werden lassen. Und er hat seine Krankheit damit nicht besiegt. Wer seine Depression hasst, den wird sie immer wieder verfolgen. Wir müssen uns aussöhnen mit unserer Depression und sie in unseren Lebensweg integrieren. Nur dann wird sie sich wandeln und zu etwas Kostbarem werden. Sie wird – wie Hildegard von Bingen es uns verheißt – in eine Perle verwandelt werden.

Für den depressiv erkrankten Menschen kommt es darauf an, die Depression als Begleiterin anzunehmen, die zum Leben führen will, und sie in das eigene Lebenskonzept zu integrieren. Das hat der Dichter Christian Morgenstern auf beispielhafte Weise getan. Er schreibt: „Jede Krankheit hat ihren besonderen Sinn, denn jede Krankheit ist eine Reinigung, man muss nur herausbekommen, wovon – es gibt darüber sichere Aufschlüsse, aber die Menschen ziehen es vor, über hunderte und tausende fremder Angelegenheiten zu lesen und zu denken, statt über ihre eigenen. Sie wollen die tiefen Hieroglyphen ihrer Krankheit nicht lesen lernen." (Zit. nach Hell 224) Jesus heilt den Aussätzigen, indem er ihn für rein erklärt. Christian Morgenstern sieht in der Krankheit selbst eine Reinigung. Die Depression reinigt mich von Illusionen, die mein wahres Selbstbild verstellen, von den Trübungen, mit denen meine Eltern oder ich selbst das wahre Selbst verdunkelt haben. Sie bringt mich in Berührung mit dem ursprünglichen und unverfälschten Bild, das Gott sich von mir gemacht hat. Der Reinigungsprozess, zu dem uns die Depression einlädt, kann jedoch sehr schmerzlich sein. Es tut weh, Abschied nehmen zu müssen von dem Bild, das ich von mir gemacht habe, von dem Bild eines immer starken Menschen, der seine Gefühle im Griff hat, der sich allen Problemen stellt, der keine Angst hat und sein Leben meistert. In mir ist auch das ängstliche Kind, das Angst hat vor der Überforderung durch das Leben. In mir ist auch das traurige Kind, das sich nach Liebe und Leben sehnt, sich aber einsam und verlassen fühlt. Morgenstern sieht die Krankheit als Buch, in dem wir lesen und viel über uns und das Geheimnis des Lebens erfahren können.

Auch der katholische Dichter Reinhold Schneider, der wunderbare Sonette über das Gebet geschrieben hat, litt gegen Ende seines Lebens an Depressionen. Er sieht in seiner Schwermut „das Paradox der Botschaft, dass wir in einem gewissen Sinn krank sein müssen, weil ER sonst nicht zu uns kommt; dass wir zugleich krank sind und geheilt werden." (Zit. nach Hell 230) Die Depression kann als Gottesferne erfahren werden, als Loch, in dem man von sich, von den Menschen und von Gott getrennt ist. Doch sie kann auch zu einer tieferen Gotteserfahrung führen. Mitten in der Dunkelheit ahne ich etwas von der Nähe des ganz anderen Gottes, des dunklen Gottes, den ich nicht mehr mit Worten beschreiben kann, den ich jedoch erfahre als den unbegreiflichen und unendlichen Gott.

Daniel Hell meint, dass das Annehmen der eigenen Depression oft zu einer inneren Klarsichtigkeit führt. Er berichtet von einer Patientin: „Ich habe in nüchternen Worten eine Patientin erzählen hören, wie sie in einer als endogen diagnostizierten depressiven Zeit alle Dinge, unbehelligt von Interessen und aktivem Zugreifen, in gleichsam kristallklarer Sicht wahrgenommen habe, nachdem sie es aufgegeben hatte, sich gegen die Entkräftung und Entseelung ihres depressiven Zustandes zu wehren." (Hell 231) Was diese Frau erlebt hat, begegnet mir in der Begleitung immer wieder. Da erzählen depressive Menschen von ihrer inneren Not und von ihrer Dunkelheit. Aber zugleich sehen sie ihr eigenes Leben sehr klar. Und sie spüren, worum es eigentlich im Leben geht. Sie beschreiben nicht nur den eigenen Zustand, sondern den Zustand der Gesellschaft in einer Weise, dass mir als Zuhörer die Augen aufgehen.

Die Mystik spricht von der „dunklen Nacht" der Seele und des Geistes. Die „dunkle Nacht" ist nicht identisch mit der Depression. Wenn wir jedoch unsere Depression annehmen, dann kann sie zu der „dunklen Nacht" werden, die unsere Sinne und unseren Geist reinigt von allen Projektionen, die wir auf Gott werfen. Die Depression bewahrt uns davor, Gott für uns zu vereinnahmen. Sie befreit uns von der Tendenz, Gott zum Erfüllungsgehilfen unserer Bedürfnisse zu degradieren. So schenkt sie uns einen klaren Blick für die Unbegreiflichkeit Gottes. Der Dichter Theodore Roethke schreibt: „In einer dunklen Zeit beginnt das Auge zu sehen." (Zit. nach Fairchild 73) Wenn die äußere Welt für uns verdunkelt ist, richten wir den Blick nach innen. Und dort schauen wir manchmal das Geheimnis des Seins.

Der depressive Mensch bringt den Schritt, sich und seine Depression anzunehmen und sie in seinen Lebensweg zu integrieren, kaum aus eigener Kraft zustande. Er braucht – wie der Aussätzige im Evangelium – einen Menschen, der sich wie Jesus ihm zuwendet und bei ihm bleibt, der ihn aushält und mit ihm in Berührung kommt und der zugleich seine eigene Kraft hervorlockt. In der Nähe eines solchen Menschen muss er jedoch lernen, nun selbst zu tun, was er allein tun kann: den Schritt zum Leben und zur Bejahung seiner selbst mit seiner Krankheit. Anstatt die Depression abzulehnen, brauchen wir das Mitgefühl mit ihr. Wir müssen uns in sie einfühlen und sie fragen, was sie uns sagen möchte, worauf sie uns hinweist. Jede Depression hat auch einen Sinn. Wenn wir sie ablehnen und uns selbst abwerten, weil wir depressiv sind, werden wir den Sinn unserer Krankheit nie erkennen. Im Gegenteil, sie wird immer stärker. Sie wird zum Feind, der uns im Griff hat. In Gesprächen erlebe ich oft Menschen, die sich selbst dafür verurteilen, dass sie so depressiv sind, dass sie nicht das Vertrauen aufbringen, sich Gott zu überlassen. Aber ihre Selbstverurteilung stabilisiert nur die Depression. Nur das Mitfühlen mit der Krankheit kann sie wandeln.

Der zweite Schritt besteht darin, dass wir eine Beziehung zu unserer Depression aufnehmen. Wir sollen sie gleichsam vor uns hinstellen, sie anschauen, sie befragen: Was willst du mir sagen? Welche Botschaft hast du für mich? Worauf willst du mich aufmerksam machen? Was habe ich in meinem Leben übersehen? Wo habe ich mich überfordert und mein Maß überschritten? Von welchen Selbstbildern sollte ich mich verabschieden? Welche inneren Haltungen (Perfektionismus, überall beliebt sein wollen, alle Erwartungen erfüllen müssen) müsste ich aufgeben?

Der dritte Schritt ist die Berührung. Ein guter Weg, mit seiner Depression in Berührung zu kommen, ist, in den Leib hineinzuhorchen. Diesen Weg beschreitet vor allem die Focusing-Therapie. Sie verzichtet darauf, Depressionen zu erklären oder in verschiedene Grade einzuteilen. Sie nimmt sie einfach wahr und vertraut darauf, dass sich durch das Wahrnehmen das depressive Erleben wandelt. Im Sinn des Focusing kann ich also in meinen Leib hineinspüren und mich fragen: Wo in meinem Leib macht sich die Depression breit?

Erfüllt sie den ganzen Körper? Oder setzt sie sich im Brustbereich fest oder in der Schwere der Beine? Dann spüre ich dorthin, wo das depressive Gefühl sich eingenistet hat. Ich spüre in die Mitte des Gefühls, gehe dann durch das Gefühl hindurch. Was zeigt sich unterhalb dieses Gefühls? Wie fühlt sich dort der Leib an? Kommen da andere Empfindungen hoch? Je liebevoller ich in die Stelle meines Leibes hineinfühle, in der die Depression sich eingenistet hat, desto eher wird sie sich verwandeln.

Und dann braucht es den vierten Schritt: Ich will, dass ich rein werde. Ich sage Ja zu meiner Depression. Ich nehme mich an mit meiner Depression. Ich höre auf, mich deshalb zu verurteilen oder mich minderwertig oder gar aussätzig, unzumutbar, wertlos, schmutzig zu fühlen. Ich nehme mich an, wie ich bin. Und ich mute mich den anderen zu, ohne mich ständig dafür entschuldigen zu müssen, dass ich depressiv bin. Ich komme in all meiner Schwäche, die ich in der Depression erlebe, auch mit der Kraft meines Willens in Berührung. Ich will, dass ich lebe. Ich gebe mich selbst nicht auf. Trotz der lähmenden Depression ist in mir auch der Wille, der leben möchte. Und diesen Willen aktiviere ich, damit ich nicht untergehe im Selbstmitleid. Oft fühlen sich depressive Menschen zu Beginn eines neuen Tages wie gerädert. Sie möchten am liebsten im Bett liegen bleiben. Es hat dann wenig Sinn, sich zu zwingen, aufzustehen. Den Willen aktivieren ist etwas anderes. Ich nehme meine Unlust aufzustehen wahr. Ich verurteile sie nicht. Ich erlaube sie mir. Aber zugleich antworte ich ihr und sage mir vor: „Obwohl ich keine Lust habe, aufzustehen, stehe ich auf. Ich bin depressiv. Aber trotzdem schaffe ich diesen ersten Schritt aus dem Bett heraus.

Und ich freue mich auf die warme Dusche." Der Wille ist unterhalb meiner Depression. Es geht nicht darum, dass ich mit meinem Willen die Depression unterdrücke, sondern darum, durch die Depression hindurch mit meinem Willen in Berührung zu kommen. Dann spüre ich trotz aller Depression die Kraft, die in meinem Willen immer noch steckt. Sie reicht, um jetzt aufzustehen und mich – nur für heute – für das Leben zu entscheiden.

Seelisch und körperlich blockiert sein

Depressive Menschen fühlen sich oft in ihren Bewegungen gehemmt und eingeengt. Sie haben den Eindruck, dass ihre Glieder schwer wie Blei sind. Sie gehen ganz langsam. Ihr Blick ist starr. Der Depressive „empfindet eine allgemeine Blockiertheit" (Hell 61). Depressive Menschen wissen, dass es ihnen gut täte, sich zu bewegen. Aber sie kommen kaum aus dem Bett, geschweige denn aus dem Haus. Sie können sich nicht dazu aufraffen, sich von ihrer Schwere freizulaufen. Ihre Beine sind zu schwer. Die verlangsamte Bewegung ist oft das erste äußere Kennzeichen einer Depression. Als außenstehender Betrachter hat man den Eindruck, dass den Betroffenen alles schwer fällt, dass selbst das Gehen schon anstrengend ist.

Depressive Menschen haben vielfach auch Schuldgefühle. Sie haben den Eindruck, dass sie versagt und alles falsch gemacht haben. Allein durch die Tatsache, dass sie leben – so glauben sie –, hätten sie schon Schuld auf sich geladen. So entschuldigen sie sich häufig dafür, dass sie anderen das Leben so schwer machen. Aber dieses Sich-Beschuldigen führt nicht zu einer Änderung ihres Verhaltens. Nahe stehende Menschen sind den Depressiven vielfach intensiv zugewendet – und oft haben sie den Eindruck, der Depressive würde diese Zuwendung geradezu erzwingen. Depressive Menschen fühlen sich schuldig, weil sie sich nicht „zusammenreißen" können. Sie fühlen sich als Versager, weil sie ihr Leben nicht besser bewältigen. Sie fühlen sich schuldig, weil sie nicht genug glauben, weil weder das Beten noch das Bibellesen noch die Eucharistie sie von ihrer Depression befreit. Mit genügend Gottvertrauen meinen sie, müsse doch ihre Depression verschwinden. Starke, unangemessene Schuldgefühle sind ein wichtiges Kriterium für das Vorliegen einer Depression. Manchmal sind die Schuldgefühle auch Ausdruck der Weigerung, das eigene Leben selbst in die Hand zu nehmen. Man beschuldigt sich selbst, um so der kritischen Beurteilung von außen zu entgehen. Die Schuldgefühle werden so gleichsam zur Schutzmauer.

Der Psychiater E. Kraepelin, der Ende des 19. und Anfang des 20. Jahrhunderts tätig war, und auf den bedeutende Entwicklungen in der Psychiatrie zurückgehen, spricht bei depressiven Menschen vom „Versündigungswahn" oder „Versündigungsideen". Gerade religiöse Menschen neigen, wenn sie depressiv sind, zu solchen Gedanken. Sie meinen, auf sie würde zutreffen, was Jesus mit der „Sünde wider den Heiligen Geist" (Mk 3,28f) beschreibt (vgl. dazu auch Steinhilper 136). Oft können solche Menschen kaum mehr in der Bibel lesen, weil sie überall auf Aussagen von Sünde, Verdammung und Hölle stoßen. Sie lesen diese Stellen auf dem Hintergrund ihrer Versündigungsvorstellungen und beschuldigen sich selbst als die größten Sünder, die alles Leben verpfuscht haben und der Verdammung anheimgegeben sind. Zu mir kam ein Bankangestellter und erzählte mir, dass er sich nicht mehr traue, in der Bibel zu lesen. Denn dann fühle er sich verdammt. Er würde ja nicht immer Gottes Willen erfüllen. Er sei oft egoistisch und habe aggressive Gefühle und sexuelle Phantasien. Mit theologischen Argumenten konnte ich ihm nicht helfen. Seine Sicht der Bibel war letztlich Hinweis auf die Depression, die ihn im Griff hatte. Statt sich seiner vermeintlichen Schuld zu stellen, musste er sich eingestehen, dass er depressiv sei und sich helfen lassen müsse.

Beide Aspekte der Depression – Schuldgefühle und Bewegungshemmung – kommen in der Heilung des Gelähmten vor, die uns Markus berichtet. (Mk 2,1–12) Der Gelähmte ist bewegungsunfähig, er ist darauf angewiesen, dass viele andere sich um ihn kümmern. Vier Männer kommen und tragen ihn zu Jesus. Während der Depressive wie „ausgebremst" ist, werden die Menschen um ihn herum oft sehr aktiv. So auch hier. Die vier Träger können nicht ins Haus zu Jesus vorstoßen. So gehen sie auf das Dach und schlagen durch die Decke ein Loch, um den Gelähmten direkt vor die Füße Jesu herunterzulassen. Es ist ein Aufwand, der auf Kosten des Hausbesitzers und der vielen Zuhörer Jesu geht, die vermutlich von einer Staubwolke eingehüllt werden und nicht sehr begeistert sein dürften über diese Störung in ihrem Hören auf die Botschaft Jesu. Das Evangelium gibt ein treffendes Bild für das, was depressive Menschen um sich herum auslösen. Ihre Depression legt sich manchmal wie eine Staubwolke auf ihre Umgebung. Die Menschen beginnen zu husten, um gleichsam nicht von der Depression „angesteckt" zu werden. Und oft blicken sie in der Staubwolke depressiver Gefühle selbst nicht mehr durch. Sie sehen nicht mehr klar, worum es eigentlich geht.

Jesus reagiert auf den Gelähmten anders, als wir es erwarten. Wir würden denken, dass er ihn heilt, damit er wieder auf die eigenen Füße kommt. Doch Jesus spricht Schuld und Schuldgefühle an: „Mein Sohn, deine Sünden sind dir vergeben." (Mk 2,5) Die Depression kann nicht einfach durch Medikamente oder durch verhaltenstherapeutische Maßnahmen geheilt werden, obwohl beide Wege durchaus hilfreich sein können. Aber in der Tiefe des Herzens wird Heilung erst dann geschehen, wenn der Depressive sich von seinen Schuldgefühlen verabschieden kann. Depressive Menschen haben den Eindruck, dass sie schuld sind an der Krankheit von Menschen in ihrer Umgebung, am Krebs ihres Ehepartners oder am Herzinfarkt des Vaters. Eine depressive Frau erzählte mir, sie trage die Schuld für die Insolvenz, die ihr Mann anmelden musste. Auf meine Frage, warum sie daran schuld sei, meinte sie, sie sei mit ihrer Depression für ihren Mann eine Last. Sie überfordere ihn. Sie verbreite eine negative Atmosphäre, die letztlich zur Insolvenz geführt habe.

In der im Markusevangelium berichteten Begebenheit hat Jesus offensichtlich die depressive Struktur des Gelähmten verstanden. Daher nimmt er zuerst dessen Schuldgefühle in den Blick und spricht ihm Vergebung zu. Er fordert ihn nicht auf, er solle seine Schuldgefühle loslassen. Denn damit wäre er überfordert. Vielmehr vergibt Jesu in seiner Vollmacht dem Kranken. Er sagt ihm gleichsam: „Du darfst so sein. Du bist auch mit deiner Depression von Gott angenommen. Gott hat dir alle deine Sünden vergeben. So vergib dir nun auch selbst. Höre auf, dich mit Schuldgefühlen zu quälen!" Viele depressive Menschen können jedoch nicht an die Vergebung glauben. Sie meinen, ihre Sünde sei unvergebbar, weil sie gegen den

Heiligen Geist gerichtet sei. Sie beziehen sich auf das Wort Jesu: „Alle Vergehen und Lästerungen werden den Menschen vergeben werden, so viel sie auch lästern mögen; wer aber den Heiligen Geist lästert, der findet in Ewigkeit keine Vergebung, sondern seine Sünde wird ewig an ihm haften." (Mk 3,28f) Doch sie verstehen dieses Wort falsch. Denn Jesus hat damit die Pharisäer gemeint, die ihn ablehnten, indem sie ihn als von einem unreinen Geist besessen bezeichneten. Doch depressive Menschen sehen jedwede kritische Äußerung ganz persönlich gegen sich gerichtet, ohne Rücksicht auf die wahre Aussageabsicht.

Menschen, die von Schuldgefühlen geplagt werden, brauchen ein Ritual, das ihre Widerstände gegen die Vergebung überwindet. Ein solches Ritual kann die Beichte sein, die gerade depressiven Menschen helfen kann, sich nun auch selbst zu vergeben. Allerdings besteht bei einem solchen Ritual das Risiko, dass man es missbraucht, indem man es ständig wiederholt, weil man immer von Neuem denkt, man habe unendlich viel Schuld auf sich geladen. Oder man glaubt, die letzte Beichte sei nicht gültig gewesen, weil man etwas vergessen habe. So entsteht ein Teufelskreis, in dem man immer nur um die eigene Schuld kreist. Derart in ihren Versündigungsideen gefangene Menschen beschäftigen dann – ähnlich wie der Gelähmte in unserer Geschichte – viele Priester. Sie gehen von einem zum anderen, um ihnen ihre Schuld zu beichten.

Erst nach der Zusage der Sündenvergebung wendet sich Jesus dem Symptom der Lähmung zu. Im ersten Schritt hat Jesus dem Gelähmten etwas zugesprochen. Im zweiten Schritt

35

fordert er ihn auf, aufzustehen, sein Bett zu nehmen und nach Hause zu gehen. Hier geht Jesus nicht mitleidsvoll mit dem Kranken um, sondern konfrontiert ihn mit einem Befehl. In seinen Worten steckt Kraft. Und mit seinen kraftvollen Worten bringt er den Kranken in Berührung mit seiner eigenen Kraft. Er lässt dem Depressiven keinen Raum, weiter im Klagen über seine Krankheit zu verharren. Er befiehlt ihm einfach, aufzustehen. Und offensichtlich liegt in den Worten Jesu eine solche Klarheit und Eindeutigkeit, dass dem Kranken gar nichts anderes übrig bleibt, als aufzustehen. Manchmal ist es gut, nicht allzu sehr auf die Ursachen oder auf die verschiedenen Gefühle der Depression einzugehen und ständig darum zu kreisen. Es braucht ein Wort, das den Teufelskreis der Depression durchbricht, ein Wort, das zum Handeln aufruft.

Und noch etwas Zweites ist mir an diesem Wort wichtig. Der Kranke soll sein Bett unter den Arm nehmen und mit ihm herumgehen. Das Bett ist Bild für seine Depression. Die Depression wird den Kranken auch weiterhin begleiten. Aber sie wird ihn nicht mehr „ans Bett" fesseln. Vielmehr geht er mit der Depression ins Leben. Er nimmt seine Depression gleichsam unter den Arm, er geht liebevoll mit ihr um. Aber er lässt sich von ihr nicht mehr bestimmen.

Jesus befiehlt dem Kranken, er solle in sein eigenes Haus gehen, dorthin, wo er bei sich ist. Er soll gleichsam zu sich selbst kommen. Er braucht den Ort, an dem er sich daheim fühlt. Er soll bei sich selbst zu Hause sein. Oft sind depressive Menschen sich selbst entfremdet. Sie spüren sich selbst nicht. Sie sind voller Unruhe und doch wie gelähmt. Sie ruhen nicht in sich, sondern sind hin- und hergerissen. Der Depressive –

das meint der Befehl Jesu – soll bei sich selbst wohnen. Er soll es aushalten, dass in seinem Haus auch die Depression wohnt. Er soll mit ihr zusammen wohnen. Dann wird sie ihn nicht mehr im Griff haben. Markus schildert sehr kurz und prägnant die Heilung des Kranken: „Der Mann stand auf, nahm seine Tragbahre und ging vor aller Augen weg." (Mk 2,12) Er geht in sein Haus. Er tanzt nicht vor den Menschen herum, um sich zu zeigen, sondern er geht seinen Weg. Und der führt ihn nach Hause, zu sich selbst. Weil er nun bei sich ist, kann er vor aller Augen seinen Weg gehen.

Auch diese beiden Therapieschritte Jesu können wir als Bilder für den spirituellen Umgang mit der Depression nehmen. Der erste Schritt besteht darin, dass wir daran glauben, dass wir mit allem, was in uns ist, von Gott angenommen sind, dass wir von Gott gewollt sind. Wenn diese Zusage der Vergebung tief genug in uns hineinfällt, dann vergeht das Gefühl, allein schon durch unser Dasein Schuld auf uns geladen zu haben. Und wir sind frei von dem Druck, die Schuld dadurch abzuzahlen, dass wir uns verausgaben. Die Erfahrung der Vergebung lädt uns ein, uns selbst zu vergeben. Die Vergebung durch Gott hilft nicht weiter, wenn wir uns nicht selbst vergeben. Wir glauben erst dann wirklich an Gottes Vergebung, wenn wir aufhören, uns selbst ständig vorzuwerfen, dass wir dies oder jenes getan haben. Die frühen Mönche, die in der Wüste ein Leben der Askese und Kontemplation führten, geben uns deshalb einen Rat, der, in moderne Sprache gefasst, etwa so lauten würde: „Wenn etwas vorbei ist, lass es vergangen sein. Gott hat dir vergeben. Also höre auch du auf, ständig zu überlegen, warum du das getan hast. Und höre auf, dich zu verurteilen. Es ist vorbei, begraben. Lass es begraben sein. Hör auf deine Schuldgefühle als Vorwand zu benutzen, nicht selbst aufstehen zu müssen."

Der zweite Schritt besteht darin, uns selbst immer wieder aufzurütteln, aufzustehen aus unserer Depression und uns zu erlauben, mit ihr zusammen unseren Weg zu gehen, und zwar den Weg nach Hause, zu uns selbst. Wenn wir morgens nicht aus dem Bett kommen, weil alle Glieder schwer sind wie Blei, dann könnte dieser Satz uns helfen. Ich sage mir vor: „Steh auf, nimm dein Bett und geh!" Diesen Befehl Jesu kann ich auch als Aufforderung des inneren Arztes verstehen, des gesunden Kernes in mir. Indem ich mir das Wort vorsage, höre ich auf, über meine Schwächen nachzugrübeln. Das Wort bringt mich mit der Kraft in Berührung, die im Wort steckt. Ich stehe auf und gehe meinen Weg. Dieser Weg führt mich ins Leben. Und er führt mich in das eigene Haus. Durch unsere Depression hindurch, die sich oft wie ein Schleier auf unsere Seele legt, sollen wir zu unserem inneren Kern vorstoßen, in dem wir ganz sind und heil, nicht infiziert von der Depression. Wir sollen nicht warten, bis die Depression vergangen ist. Denn dann würden wir immer auf unserem Bett liegen bleiben. Mitten aus der Depression, mitten aus der Schwäche heraus sollen wir es wagen, aufzustehen, die Depression unter den Arm zu nehmen und mit ihr wegzugehen von denen, die sich ständig um uns kümmern, um bei uns selbst zu sein und von unserem inneren Kern her ins Leben zu schreiten.

Man könnte dieses Aufstehen und Gehen aber auch noch anders verstehen: Die antike Medizin entwickelte eine „diätetische Lebensführung", die Kunst des gesunden Lebens. Dazu gehört ein guter Ausgleich von Bewegung und Ruhe. Ein Therapeut, der Priester behandelte, erzählte mir, viele junge Kapläne seien depressiv, weil sie sich zu wenig bewegten. Daher ist es eine gute Prophylaxe, zu wandern, zu joggen, zu walken oder sonst einen Sport zu treiben. Wenn ich mich körperlich verausgabe und schwitze, dann spüre ich mich selbst. Und der Atem geht tiefer. Wenn ich mich spüre, bin ich nicht depressiv. Bei depressiven Menschen geht der Atem oft sehr schwach. Daher ist es eine gute Hilfe gegen Depressionen, an die frische Luft zu gehen und sich zu bewegen. Allerdings haben Menschen, die tief in der Depression stecken, selbst dazu keine Kraft. Sie wissen, dass es ihnen gut täte, nach draußen zu gehen. Aber sie können sich nicht aufraffen. Auch da könnte manchmal das Wort Jesu helfen, das man sich innerlich vorsagt: „Steh auf, nimm dein Bett und geh!" Du wirst sehen, es geht schon.

Kein Auge mehr haben für die umgebende Welt

Depressive Menschen haben oft verschleierte Augen. Sie laufen durch die Welt, ohne deren Schönheit zu sehen. Sie erblicken äußerlich die Personen und Dinge. Aber sie sehen nicht mit dem Herzen. Sie werden nicht berührt von dem, was sie sehen. Wenn sie mit einem sprechen, hat man den Eindruck, dass sie einen gar nicht wahrnehmen. Ihr Blick ist verhangen. Sie verstecken sich gleichsam hinter dem Vorhang, den sie vor ihren Augen aufgezogen haben. Wenn man sie anschaut, erreicht man sie nicht. Und depressive Menschen tragen oft gewissermaßen eine dunkle Brille. Sie sehen die Welt, ihr Leben und alles, was ihnen begegnet, durch diese Brille. Und so erkennen sie in allem nur das Negative, Bedrohliche, Angstmachende. Man könnte diesen Zustand mit Blindheit bezeichnen.

Eine Frau erzählte mir von ihrer depressiven Mutter, dass diese zwar im selben Haus lebe, aber nichts wahrnehme. Sie könne zu ihr keinen Kontakt aufbauen. Die Mutter schaue immer ins Leere. Auch wenn die Tochter ihre Mutter anschaut, erreicht sie sie nicht. Ihre Augen spiegeln nichts wider. Für die Tochter ist es schwer, die depressive „Blindheit" ihrer Mutter auszuhalten. Und man kann sich vorstellen, wie es in dieser

Frau aussieht, die sich an keiner Schönheit mehr freuen kann, die den liebevollen Blick ihrer Kinder nicht zu genießen vermag. Sie lebt gleichsam wie hinter einem Vorhang, dem Vorhang ihrer Depression.

Die Journalistin Verena Hoehne beschreibt ihre Depression mit den Worten: „Ein Gefühl absoluter Leere. Nicht die schöne vielbesungene buddhistische Leere, sondern Abwesenheit jeglichen Lebens, jeglicher Lebensberechtigung. Ich sehe die Sonne, ich sehe blühende Bäume, ich sehe Menschen um mich herum, aber es macht alles keinen Sinn. Wenn ich Menschen lachen höre und sehe, kriecht Neid in mir hoch. Ich bin *mittendrin und nicht dabei.*" (Josuran/Hoehne/Hell 49) Das ist eine treffende Beschreibung für das Erleben vieler depressiver Menschen. Sie sind unter Menschen und fühlen sich doch nicht zugehörig. Sie sind ohne Kontakt. Denn ihr Blick ist verhangen und nicht mehr fähig, die Menschen um sich herum wahrzunehmen und die freundlichen Blicke anderer zu erwidern.

Die Beschreibung des depressiven Menschen finde ich wieder in der Geschichte von der Heilung eines Blinden, die uns Markus erzählt (Mk 8,22–26). Die Menschen bringen einen Blinden zu Jesus und bitten ihn, er möge ihn berühren. Daraus lässt sich übertragen: Der depressive Mensch hat keine Kraft, selbst zum Therapeuten zu gehen. Er braucht Menschen, die ihn dazu bewegen und ihn hinbringen. Manche depressiven Menschen leiden über geraume Zeit, gewissermaßen in aller Stille, ohne um Hilfe zu bitten. Manche haben Angst, anderen zur Last zu fallen. Jesus nimmt den Blinden an der Hand. Er nimmt Beziehung auf und führt ihn ein Stück des

Weges. Da der Kranke passiv ist, übernimmt Jesus selbst die Initiative. Er greift aktiv ein und geht mit ihm aus dem Dorf hinaus, damit er mit ihm allein ist. Es braucht den geschützten Raum des Vertrauens, damit Heilung gelingen kann. Der Depressive muss spüren, dass er sich dem Therapeuten oder der Seelsorgerin gegenüber öffnen kann, dass er nicht beurteilt wird, sondern mit allem, was ihn ausmacht, sein darf. Dabei kann er keine Zuschauer vertragen. Ein Raum der Stille muss ihn umgeben, damit sich seine sensible Seele zu Gehör bringen kann.

Viele depressiven Menschen haben schon die verschiedensten therapeutischen Versuche unternommen. Sie waren bei dem oder jenem Arzt, beim einen oder anderen Therapeuten. Und oft war der Behandlungserfolg nur sehr bescheiden. Sicher ist auch der Blinde, der zu Jesus gebracht wird, skeptisch, ob der ihm wohl helfen kann. Jesus lässt den Zweifeln und negativen Erwartungen des Kranken keinen Raum. Er handelt sofort und bestreicht die Augen des Blinden mit Speichel. Er tut das, was Mütter oft instinktiv tun, wenn ihr Kind sich verletzt hat. Sie nehmen etwas Speichel und streichen ihn dem Kind auf die Wunden, damit sie nicht mehr wehtun. Es ist eine sehr intime Art der Zuwendung, die dem Kind hilft, seinen Schmerz zu vergessen und nur noch die Hilfe und Anteilnahme zu spüren. Jesus geht sehr liebevoll mit dem Kranken um. Er erteilt keine Befehle. Vielmehr schenkt er ihm seine mütterliche Liebe. Er legt ihm die Hände auf. Er wärmt seine blinden Augen mit seinen Händen. Und er lässt Gottes heilende Liebe in die Augen strömen. Dann fragt er ihn, ob er etwas sehe. „Der Mann blickte auf und sagte: Ich sehe Menschen, denn ich sehe etwas, das wie Bäume aussieht und umhergeht." (Mk 8,24) Dieser Blick entspricht dem Blick des depressiven Menschen. Er nimmt die Menschen wahr, aber nur wie Bäume, die sich bewegen. Er sieht ihr Gesicht nicht. Er kann ihnen nicht in die Augen schauen. Alles ist nur schemenhaft. Er kann keine wirkliche Beziehung zu den Menschen aufbauen. Begegnung ist nicht möglich. Aber dennoch geschieht hier schon der erste Schritt der Heilung. Vom Blinden heißt es, dass er aufschaut. Er schlägt seine Augen nicht mehr nieder, wie es auch für den Depressiven typisch ist, sondern wagt, nach oben zu schauen, sein Haupt zu erheben und aufzusehen.

Jesus legt dem Blinden nochmals die Hände auf. Er macht ihm keine Vorwürfe, dass er nicht richtig sehen kann. Vielmehr wendet er sich ihm von Neuem zu und schenkt ihm seine Wärme. Jesus hat Geduld mit dem Blinden. Manche Therapeuten werden ungeduldig, wenn die depressiven Klienten immer wieder alles negativ sehen und deuten: Spricht der Therapeut wenig, dann interpretieren sie das als Desinteresse. Verhält der Therapeut sich aktiv, meinen sie, dass er ihnen nichts zutraut. Jesus lässt sich nicht von der Reaktion des Kranken bestimmen. Er handelt souverän. Er tut das, was ihm sein inneres Gespür sagt. Er legt seine Hände auf die blinden Augen. So kann der Blinde gar nichts mehr mit seinen Augen wahrnehmen. Es ist ein Impuls, nach innen zu schauen, in sich hineinzuschauen. „Nun sah der Mann deutlich (dieblepsen). Er war geheilt und konnte alles ganz genau sehen (eneblepen)." (Mk 8,25) Das Griechische unterscheidet hier drei Weisen des Schauens. Am Anfang blickt der Blinde auf (anablepsas), dann blickt er durch (dieblepsen) und schließlich sieht er hinein (eneblepen). Das ist für mich eine wunderbare

Beschreibung der Heilung. Der Depressive muss zuerst seine Augen erheben, um seine Niedergeschlagenheit zu überwinden. Dann sieht er zumindest schemenhaft. Er kann zwar dem anderen noch nicht begegnen, aber er nimmt ihn wahr. Der zweite Schritt ist das Durchschauen. Indem Jesus dem Blinden seine Hände auf die Augen legt, zwingt er ihn, nach innen zu schauen, auf den Grund zu schauen, durch das innere Chaos auf das Klare im Grund des eigenen Herzens zu schauen. Erst wenn er auf den Grund geschaut hat, kann er in sich hineinschauen, in die eigene Dunkelheit und Traurigkeit, in die Angst und in die Depression. Im Griechischen steht für das „genau Sehen" das Wort „weithin strahlend, sonnenklar". Die Augen des Blinden haben teil an der Klarheit der Sonne. Im Licht der Sonne sieht er in das eigene Herz und in das Herz des anderen und erkennt dort alles, was ihn bewegt.

Das Aufschauen, Durchschauen und Hineinsehen bezeichnen für mich die drei Schritte, wie eine Depression geheilt werden kann. Die Heilung einer Depression beginnt damit, dass ich meine Augen erhebe. Aufschauen meint in der Bibel letztlich immer: meine Augen zu Gott erheben, zu Gott aufschauen, der mir Hilfe bringt, wie es im Psalm heißt: „Ich hebe meine Augen auf zu den Bergen: Woher kommt mir Hilfe?" (Ps 121,1) Im Vertrauen auf Gott, zu dem ich aufschaue, vermag ich nun durch die Hülle, die auf meinem Herzen liegt, hindurchzuschauen in meinen Seelengrund. Ich dringe mit meinen Augen zum inneren Raum durch, in dem ich meinem wahren Selbst begegne. Im innersten Raum der Stille, im heiligen Raum bin ich heil und ganz. Und weil ich um den innersten Kern weiß, der von der Depression nicht infiziert ist, kann ich es wagen, alles in mir anzuschauen, tief in mich hineinzusehen. Ich höre auf, die Augen zu verschließen vor den negativen Seiten, vor meinen Ängsten, vor meiner Verzweiflung, vor meiner Dunkelheit. Ich schaue in mich hinein und erkenne so die Tiefen meines Seins. In sie lasse ich das Licht der göttlichen Sonne hineinstrahlen. Dann verliert sich die Angst vor mir selbst und meiner inneren Finsternis.

Einem depressiven Menschen kann man nicht einfach sagen: „Mach deine Augen auf! Lass diesen verhangenen Blick!" Doch ein Weg, auf dem die Depression sich wandelt, ist die Schule der Augen. Ich kann den Depressiven behutsam darauf hinführen, seinen Blick zu erweitern. Er soll sich die Frage stellen, ob sein Blick der Wirklichkeit entspricht. Er könnte die Welt ja auch mit andern Augen ansehen. Er kann seine eigene Situation anders sehen. Dabei sind die drei Schritte der Sehschule, die Jesus den Blinden lehrt, heilsam:

1. Aufschauen: In meiner Depression soll ich meine Augen erheben, damit mein Horizont weiter wird, damit ich in all meiner Dunkelheit auch das Licht sehe, das mich umgibt. Depressive Menschen sehen das Schöne nicht mehr. Sie können sich an nichts mehr freuen. Die Freude kann man nicht befehlen. Aber man kann sich darin üben, vom eigenen Leid weg und nach oben zu sehen. Der Blick zum Himmel ist der erste Schritt aus der Selbstbefangenheit. Allerdings vermag der Depressive die Augen nicht aus eigener Kraft zu erheben. Er braucht eine Therapeutin oder einen Seelsorger, der ihn liebevoll berührt, der seine Hände schützend über seine „blinden Augen" hält, damit er es wagt aufzuschauen. Manchmal kann diese schützende Hand auch ein Medikament sein, das es dem

Depressiven ermöglicht, sich aus seiner Depression herauszuwagen und die Augen zu erheben.

2. Durchsehen: Ich soll durch all das Dunkle in mir auf den Grund sehen, in meinen eigenen Seelengrund schauen. Wir meinen oft, zuerst käme das Hineinschauen und dann erst das Durchschauen. Als bei einem meiner Kurse diese Bibelstelle besprochen wurde, meinte eine Frau, die an Depressionen litt, in der Depression könne sie gar nicht in sich hineinschauen. Denn da sei alles nur dunkel und chaotisch. Das wolle sie gar nicht sehen. Sie würde diesen Blick gar nicht aushalten. Ich kann das gut verstehen. In der Geschichte lädt Jesus den Kranken zuerst ein, nicht in das eigene Chaos zu schauen, sondern den Blick sofort durch alles hindurch auf den Grund zu lenken. Er soll durch all das Dunkle und Angsterregende, durch das Abstoßende und Bedrohliche, durch all die Verzweiflung hindurch auf den Grund schauen. Dort im Grund wird der Raum erkennbar, in dem Gott in jedem Menschen wohnt, in dem Liebe, Licht, Wärme ist. Diese Art zu schauen nennen die frühen Mönche und die Kirchenväter „Kontemplation". In der Kontemplation blicke ich durch. Ich sehe nicht etwas Bestimmtes. Aber indem ich auf den Grund schaue, wird mir auf einmal alles klar. Im Kopf sehe ich noch lange nicht klar. Da bin ich immer noch verwirrt. Doch in der Tiefe ist Klarheit. Meine Gefühle sind noch in Aufruhr. Aber unterhalb der Gefühle ist ein Raum der Stille und Reinheit, der Lauterkeit. Und in der Tiefe ist Zustimmung. Kontemplation heißt immer auch: Ja sagen zu dem, was ist. Alles ist gut. Auch wenn ich in meinem Kranksein den Eindruck habe, dass nichts gut ist, auch wenn mich meine Depression fest im Griff hat: In der Tiefe erkenne ich ein Einssein mit allem,

ein Einverstandensein mit meinem Leben. Evagrius Ponticus, der Psychologe unter den Wüstenvätern, der von 345 bis 399 lebte, ist überzeugt, dass unsere Krankheiten letztlich nicht allein durch den richtigen Umgang mit den Leidenschaften und Emotionen geheilt werden, sondern durch die Kontemplation, in der ich auf den Grund schaue und dort den heilen und unversehrten Kern, das wahre und unverletzte Selbst entdecke. Die Depression kennen zu lernen und mit ihr richtig umzugehen, ist ein entscheidender Schritt auf dem Weg der Heilung. Doch die tiefste Heilung geschieht für Evagrius auf dem spirituellen Weg, dessen Ziel die Kontemplation ist, das Ruhen in dem Ort der Stille, in dem Gott, der wahre Arzt meiner Seele, in mir wohnt.

3. Hineinschauen: Weil ich durch alles Dunkle auf den hellen Grund geschaut habe, kann ich es nun auch wagen, in mich hineinzusehen, alles anzuschauen, was in mir ist an Verzweiflung, an Hoffnungslosigkeit, an Dunkelheit, an Schuldgefühlen, an Selbstvorwürfen, aber auch an Aggression und Wut, an Bitterkeit und Groll. Weil ich den heilen Kern in mir gesehen habe, kann ich nun auch das Verletzte, das Kranke in mir anschauen. Aber – so sagt der Text – ich soll alles im Licht der Sonne anschauen. Dann werde ich in meinem Herzen nicht nur Angst und Dunkelheit sehen, sondern auch Vertrauen und Licht, Liebe und Hoffnung. Und vor allem werde ich in mir eine tiefe Sehnsucht sehen, die Sehnsucht nach Heilung, nach Liebe, nach Licht, nach Gott. In dieser Sehnsucht ist schon eine Spur von Heil, von Liebe, von Geborgenheit, von Freiheit und von Gott in mir. Indem ich mit der Sehnsucht in Berührung komme, habe ich mitten in der Verzweiflung schon teil an der Hoffnung und Liebe Gottes.

Nachdem Jesus den Kranken in der Schule des Sehens gelehrt hat, aufzuschauen, durchzuschauen und hineinzusehen, schickt er ihn in sein Haus zurück. Er gibt ihm die Weisung, er solle nicht in das Dorf hineingehen. Der depressive Mensch braucht auch nach seiner Heilung den geschützten Raum seines eigenen Hauses, in dem er sich zu Hause weiß, in dem er ganz bei sich ist. Er muss das Dorf meiden. Er kann nicht die vielen Menschen ertragen. Viele Depressive meinen, sie müssten sich zwingen, unter die Leute zu gehen. Das kann manchmal hilfreich sein. Aber sie sollten sich auch zugestehen, dass sie mehr Raum für sich brauchen, dass die Stille für sie heilsam ist. Sie müssen keine extrovertierten Gesellschaftsmenschen sein, die ständig den Kontakt mit anderen brauchen oder sich unter Druck setzen, andere zu unterhalten. Der Depressive soll seine Krankheit annehmen als Einladung zur Stille und als Erlaubnis zum Alleinsein. Eine depressive Frau, der ich diese Bibelstelle zur Meditation gab, empfand die Weisung Jesu als Befreiung von dem Druck, sie müsse immer unter die Leute gehen. Jetzt spürte sie, dass die Depression ihr zeigte, in welcher Richtung sie die Heilung erwarten konnte. Sie brauchte mehr Stille als andere, um mit ihrer Depression gut leben zu können. Die Depression erinnerte sie immer wieder daran, gut bei sich zu bleiben, sich bei sich selbst und bei Gott zu Hause zu fühlen. Dadurch, dass sie sich das zugestand, fiel es ihr leichter, die Depression zu akzeptieren als inneren Wegweiser zur Stille.

Vor der Trauer davonlaufen

Depression ist nicht identisch mit Trauer. Im Gegenteil: Depression ist oft genug verweigerte Trauer. Wer die Trauer nicht zulassen will und sie unterdrückt, der erstarrt innerlich in der Depression. Manchmal hat die Krankheit dabei durchaus eine heilende Aufgabe. Wenn die Trauer so groß ist, dass man sie nicht verarbeiten kann, zieht sich der Mensch oft in eine Depression zurück. Sie ist wie eine Art Schockzustand, der den Trauernden davor bewahrt, vollständig in der Trauer zu versinken. Dieser Zustand ist geprägt „durch ein Gefühl der Gefühllosigkeit, durch eine Entleerung der Affekte und durch ein mangelndes Mit-schwingen-Können mit der natürlichen und menschlichen Umwelt" (Hell 162). Die Depression ist in solchen Fällen gleichsam eine Auszeit, die sich die Seele holt, bis sie fähig wird, sich der Trauer zu stellen. Doch manche Menschen bleiben in der Depression hängen. Sie erstarren innerlich. Denn der depressive Schutz hat auch etwas Einengendes: „Der depressive Schutz lässt ... wie ein Panzerkleid nur wenig Bewegung zu. Die Erstarrung kostet ihren Preis. Er dürfte nur zu zahlen sein, wenn alle anderen Möglichkeiten versagen." (Ebd. 174) Daher braucht es den Schutz einer liebevollen und vertrauensvollen therapeutischen oder seelsorglichen Beziehung, damit der Depressive fähig wird, über seine Trauer und den Schmerz etwa nach dem Verlust von geliebten Personen zu sprechen.

Depression als Flucht vor der eigenen Trauer ist das Thema der Emmauserzählung bei Lukas. Zwei Jünger sind enttäuscht in ihrer Erwartung des Messias. Der, auf den sie alle Hoffnung gesetzt haben, ist gekreuzigt worden. Sie halten die Trauer nicht aus, sondern fliehen vom Ort der Enttäuschung. Aber immerhin sind sie noch im Gespräch miteinander. Unterwegs stößt Jesus zu ihnen, ohne dass sie ihn erkennen. Als er sie fragt, was das für Worte seien, die sie auf ihrem Weg gegeneinander schleuderten (antiballein), ist ihre Reaktion auf diese Frage, die ihnen gleichsam einen Spiegel vor die Augen hält: „Sie blieben traurig stehen." (Lk 24,17) Das griechische Wort meint: Sie bleiben stehen mit finsterem Blick und betrübtem Gesicht. Ihre Depression drückt sich körperlich aus. Ihr ganzes Aussehen macht einen depressiven Eindruck. Sie sind zwar auf dem Weg. Aber da es ein Fluchtweg vor der Trauer ist, sind sie trotz der äußeren Bewegung innerlich erstarrt. Man könnte sagen, in ihrer Unruhe und zugleich Erstarrung sind die Emmausjünger typische Vertreter der „agitierten Depression".

Die Therapie Jesu besteht darin, dass er die depressiven Jünger erst einmal von ihrer Verlusterfahrung erzählen lässt. Dann bringt er ihre Erfahrung in Beziehung mit den Worten der Bibel. Er deutet das, was sie erlebt haben, anders. Die Jünger hatten alles nur als Verlust und Enttäuschung interpretiert. Jesus versucht, ihnen einen Sinn in dem ganzen Geschehen zu vermitteln. Man könnte sagen, Jesus tritt hier wie ein kognitiver Therapeut auf, der die Deutungsmuster des Klienten genau anschaut und in Frage stellt, damit eine angemessenere Deutung der Wirklichkeit möglich wird. Unsere Stimmung ist immer von der Deutung der Geschehnisse abhängig. Und die Deutung hängt ab von bestimmten Einstellungen und Annahmen, die aus vergangenen Erfahrungen entstanden sind (vgl. Beck 33). Jesus lässt die beiden Jünger ihre Deutung der Wirklichkeit vortragen. Aber dann zeigt er ihnen im Licht der Bibel, dass man die Geschehnisse auch anders deuten könne. Er macht den Jüngern keine Vorwürfe, dass sie so traurig sind. Seine Worte belehren nicht, sondern berühren die Herzen und seine Therapie hat offensichtlich Erfolg. Sie spricht nicht nur den Verstand an, sondern vor allem das Herz. Im Herzen spüren die Jünger, dass Jesus die Wirklichkeit so sieht, wie es ihrer tiefsten Sehnsucht entspricht. So werden sie später sagen: „Brannte uns nicht das Herz in der Brust, als er unterwegs mit uns redete und uns den Sinn der Schrift erschloss?" (Lk 24,32) Jesu Worte sind Worte der Liebe, Worte, die wärmen, die das Herz öffnen, Worte, die im Herzen Funken der Hoffnung wecken und ein Feuer neuer Energie entfachen. Depressive Menschen brauchen einen Begleiter, der mit ihnen ihren Weg geht, der nicht vor ihrer Trauer davonläuft, der ihnen keinen Vorwurf macht, sondern sie in ihrer Trauer ernst nimmt. Worte wie: „Reiß dich zusammen! Es gibt doch auch Schönes in der Welt" verletzen den Depressiven nur. Ebenso schädlich ist jedoch Mitleid. Wenn ich nur mitfühle und den Depressiven bedauere, wird er in seiner Depression stecken bleiben. Jesus nimmt die Erfahrungen der Jünger ernst, aber er hält sie in das Licht der Heiligen Schrift. Er bringt ihre Erfahrungen mit den Erfahrungen der Propheten in Verbindung. So kann sich ihr Blick langsam verändern. Sie entdecken auf einmal einen Sinn in ihrer Verlusterfahrung.

Der Verlust befreit sie von Illusionen, die sie sich vom Leben gemacht haben, von der Illusion, dass man seine ganze Hoffnung auf einen Menschen setzen kann, dass alles immer so gehen muss, wie wir uns das vorstellen. Doch zugleich will der Verlust uns in eine neue Dimension hineinführen, in die Dimension der Herrlichkeit Gottes. Der Verlust verdunkelt unser Herz. Doch mitten in der Dunkelheit kann uns aufgehen, wer wir eigentlich sind, dass auf dem Grund unseres Herzens Gott selbst wohnt mit seinem Glanz, der unserem Leben Glanz verleiht.

Und noch ein Aspekt der Therapie Jesu wird in dieser Geschichte sichtbar. Die beiden Jünger sind von Jesus innerlich so berührt worden, dass sie ihn bitten: „Bleib doch bei uns; denn es wird bald Abend, der Tag hat sich schon geneigt." (Lk 24,29) Der Abend mit seiner Dunkelheit ist ein Bild der Depression. Die Jünger haben Angst vor der Dunkelheit der Nacht. Wenn es in der Seele Nacht wird, kann man es kaum mit sich selbst aushalten. So bitten sie Jesus, er möge bei ihnen bleiben. Der Depressive braucht einen Menschen, der mit ihm in seine Nacht hineingeht, der keine Angst hat vor der Dunkelheit seines Herzens. Jesus ist für die beiden Jünger dieser Mensch. „Da ging er mit hinein, um bei ihnen zu bleiben." (Lk 24,29) Jesus tritt nicht nur in das Haus ein, um mit ihnen zu sein. Er geht auch in ihr Herz, um dort im Innersten bei ihnen zu bleiben, es mit ihnen auszuhalten, dort, wo sie es mit sich nicht aushalten können. Jesus hat keine Angst vor der Depression der Jünger. Er geht mit ihnen. Weil er bei ihnen bleibt, können sie bei sich bleiben, können sie sich aushalten mit ihrer Depression. Ich erlebe oft, wie der Ehepartner eines depressiven Menschen vor der Krankheit in Panik gerät. Entweder beruhigt er sie oder sie ihn mit leeren Worten: „Es wird schon wieder gut." Oder man ruft einen Arzt nach dem anderen an auf der Suche nach einer schnellen Lösung des Problems, als ob es mit einer Spritze getan sei. Der depressive Mensch braucht einen, der bei ihm bleibt in seiner Angst und seiner inneren Verwirrung durch die depressiven Gefühle.

Im Haus führt Jesus die Therapie weiter, diesmal durch ein Ritual. Er bricht den Jüngern das Brot und spricht den Lobpreis, den Segen. Das Brotbrechen verweist einmal auf seinen eigenen Tod und auf das letzte Abendmahl, an dem er ihnen seine Liebe bis zur Vollendung erwiesen hat. Es ist Deutung seines Todes und seiner Auferstehung. Aber zugleich zeigt Jesus den Jüngern im Brotbrechen das Wesen ihrer Depression. Es ist in ihnen etwas zerbrochen durch die Enttäuschung und den Verlust. Vielleicht haben sie den Eindruck, dass sie vor dem Scherbenhaufen ihres Lebens stehen, dass sie mit ihrem Leben gescheitert seien. Doch im Ritual zeigt Jesus den Sinn dieses Zerbrochenwerdens an. Es bricht sie auf für eine andere Wirklichkeit, für das Geheimnis der Auferstehung, für das Geheimnis, dass neues Leben in ihnen aufstehen möchte. Jesus verbindet das Brotbrechen mit dem Segen. Er vermittelt den Jüngern, dass sie als gebrochene und zerbrochene Menschen unter dem Segen Gottes stehen. Das griechische Wort „eulogesen" bedeutet: Er sprach gut von Gott und vom Menschen. Er sagte gute Worte zu denen, die da in ihrer Depression niedergedrückt und gebrochen waren. Und Jesus gibt ihnen das gebrochene Brot, damit sie es essen und im Mahl alles Gebrochene und Zerbrochene wieder eins wird in ihnen. Essen steht für die Integration. Die Depression muss integriert werden unter dem Segen Gottes. Dann wandelt sie sich. Und mitten im Gebrochensein spüren wir eine innere Einheit mit uns selbst, miteinander und mit Gott.

Durch dieses einfache Ritual des Brotbrechens wird die Depression der Jünger geheilt. Das zeigt ihre Reaktion. Auf einmal gehen den Jüngern die Augen auf. Am Anfang der Erzählung heißt es, dass ihre Augen wie mit Blindheit geschlagen waren. Jesus öffnete ihnen den Sinn der Schrift und er brach ihnen das Brot. So wurden ihre Augen geöffnet. Sie erkannten Jesus, den Gestorbenen und Auferstandenen. Und sie erkannten den Sinn ihres Lebens, den Sinn ihrer Depression. Sie fragen sich: „Brannte uns nicht das Herz in der Brust, als er unterwegs mit uns redete." (Lk 24,32) Sie spüren ihr brennendes Herz und öffnen ihre Augen. Sie sind wieder fähig, zu fühlen. Die innere Erstarrung hat sich gelöst. Der verhangene Blick weicht den offenen und klaren Augen, die auf einmal alles sehen und in allem Christus selbst erkennen, der in ihrem Herzen ist und ihnen den Sinn ihres Lebens erschließt. Und eine dritte Reaktion der Jünger: Sie stehen auf und machen sich auf den Weg nach Jerusalem, den Ort ihrer Enttäuschung. Sie kommen mit ihrer Kraft in Berührung. Sie geben ihre Flucht auf und kehren dorthin zurück, wo sie enttäuscht worden sind. Aber jetzt können sie anders darüber reden. Denn sie haben unterwegs Heilung erfahren.

Wie Jesus auf die zwei depressiven Jünger reagiert, das könnte ein Bild sein für das Verhalten des Therapeuten oder Seelsorgers depressiven Menschen gegenüber. Es ist aber auch ein Bild dafür, wie der Depressive mit sich selbst umgehen soll. Er braucht andere Menschen, um aus seiner Depression herauszukommen. Er muss über sich und seine Erfahrungen sprechen können, damit sich seine Sichtweise im Gespräch mit anderen wandeln kann. Aber er vermag auch selbst Schritte der Heilung zu tun. Der erste Schritt ist, sein Leben in einem neuen Licht zu sehen. Ein wesentliches Kennzeichen der Depression ist ja, dass man die Welt und alles um einen herum verzerrt sieht. Die einen fühlen sich für alles verantwortlich. Sie können den Fernseher nicht einschalten, weil sie das Leid der Welt nicht aushalten. Sie denken, sie seien schuld am Hungertod von Kindern in der Dritten Welt oder an der Krankheit ihres Partners. Viele Depressive haben das Gefühl, alles habe sich gegen sie verschworen und auf ihrem Leben liege ein Fluch: Sie hätten sich so angestrengt, sagen sie, aber alles habe keinen Zweck. Sie hätten so viel gebetet, aber es habe nichts genützt. Sie gingen in die Kirche, aber Gott würde sie nicht hören. Aus dieser ausschließlich negativen Sicht des Lebens finden sie keinen Ausweg. Jesus weist uns als ersten Schritt der Heilung, unsere Sichtweise durch das Lesen der Heiligen Schrift zu verwandeln. Indem der Depressive die Bibel liest und ihre Worte in sein Herz fallen lässt, kann sich seine Sichtweise ändern. Am Anfang werden die Worte leer bleiben. Sie werden sein Herz nicht berühren. Doch wenn er nicht aufgibt, wenn er immer wieder diese Worte zu kosten versucht, werden sie die Erstarrung und Kälte seines Herzens auflösen und es mit Wärme erfüllen. Und so können sich seine Augen öffnen. Er vermag sein Leben in einem anderen Licht zu sehen. Allerdings lesen Depressive die Bibel oft gewissermaßen mit einer dunklen Brille. Sie fühlen sich durch das Bibellesen bestätigt in ihrer negativen Sicht, dass Gott sie bestraft hat, dass sie selbst schuld seien an ihrem Zustand, weil sie gegen das Gebot Gottes verstoßen hätten. Der Depressive braucht einen Begleiter wie Jesus, der ihm den Sinn der Schrift erschließt. Denn sonst findet er darin nur eine Bestätigung seiner Selbstbeschuldigungstendenz und seiner pessimistischen Sicht der Welt.

Auch in der Emmausgeschichte besteht der zweite, wichtige Schritt wieder darin, dass der depressive Mensch bei sich selbst bleibt. Er muss gerade am Abend, wenn alles dunkel wird in ihm, eintreten in sein Haus, in das Haus seines Herzens, um bei sich selbst zu bleiben. Er darf sich selbst nicht verlassen. Und er muss Christus bitten, bei ihm einzutreten und bei ihm zu bleiben. Er kann es bei sich selbst nur aushalten, wenn er weiß, dass Christus mit ihm ist, der ihn bedingungslos annimmt, der ihn stärkt, wenn ihn die Kraft verlässt, und der ihn stützt, wenn er zu fallen droht, der ihn segnet, wenn er sich selbst verflucht, der gute Worte zu ihm sagt, wenn er sich mit destruktiven Worten selbst entwertet. Oder er braucht einen verständnisvollen Menschen, der bei ihm bleibt, ohne ihm Vorwürfe zu machen. Für viele Depressive ist es der Ehepartner, der ihn weder belehrt noch bemuttert, sondern es einfach bei ihm aushält und ihn aushält. Ob es der Ehepartner oder die Freundin bei einem depressiven Menschen aushält, hängt jedoch auch von seinem Verhalten ab. Wenn er vom anderen erwartet, dass er ihm seine Depression nimmt und auf alle seine Fragen eine Antwort gibt, wird er ihn schnell überfordern. Wenn er immer nur klagt, wird er den anderen möglicherweise von sich wegtreiben. Die Emmausjünger baten Jesus nur, bei ihnen zu bleiben. Allein seine Gegenwart genügte ihnen.

Der dritte Schritt der Heilung wird im Bild des Brotbrechens deutlich. Das Brechen des Brotes kann bildlich so verstanden werden, dass der Depressive seine Sichtweisen und Maßstäbe, mit denen er bisher gelebt hat, zerbrechen soll. Ein wesentlicher Grund der Depression sind Sichtweisen, die der eigenen Wirklichkeit nicht entsprechen. Da ist etwa die Illusion, ich müsse immer fröhlich sein oder mein Leben immer im Griff haben. Oder die Illusion, Gott könne mir einfach meine Depression wegnehmen, wenn ich zu ihm bete. Oder: Der Therapeut müsse es doch fertig bringen, meine Depression zu heilen, so dass ich nichts mehr damit zu tun habe. Oder: Ich müsse immer genügend Kraft haben, um meine Aufgaben zu erfüllen. Ich müsse genauso schnell sein wie meine Kollegen. Ich müsse alles perfekt und ohne Fehler erledigen. Ich müsse doch eine gute Mutter und nur für mein Kind da sein. Es sind viele Illusionen, die der depressive Mensch zerbrechen muss. Das Zerbrechen tut weh. Aber nur so wird er aufgebrochen für eine neue Sicht seines Lebens und letztlich für Gott. Das Ego, das sich ein erfolgreiches, gesundes und glückliches Leben vorstellt, wird aufgebrochen für das Geheimnis Gottes und für das Geheimnis des Lebens, das nicht immer so glatt verläuft, wie wir es uns wünschen. Der letzte Sinn der Depression besteht darin, für Gott aufgebrochen zu werden. Reinhold Schneider hat in diesem Sinn seine Depression gesehen und angenommen. So schmerzlich für ihn seine Krankheit war, so sehr hat er sie als Aufgebrochenwerden für das Geheimnis Jesu Christi verstanden. Aber bei aller Glaubenskraft, die er aufbrachte, bedurfte er auch der Erfahrung von Liebe und heilender Nähe eines anderen, um fähig zu werden, sich durch seine Krankheit letztlich für Gott öffnen zu lassen. Das Zerbrechen meiner Illusionen zerbricht auch den Panzer, den ich um mich herum aufgebaut habe. Und so werde ich aufgebrochen für mein wahres Selbst, für das ursprüngliche und unverfälschte Bild, das Gott sich von mir gemacht hat.

Die Therapiemethode, die Jesus bei den Emmausjüngern angewandt hat, entspricht in etwa der Art und Weise, wie die kognitive Verhaltenstherapie mit depressiven Klienten arbeitet. Diese Therapieform geht „auf die negative Weltsicht und die damit einhergehenden logischen Verzerrungen der Realitätssicht Depressiver" (Hell 212) ein. Sie versucht die Argumentation depressiver Klienten nicht abzuwerten, sondern geht auf sie ein und lenkt sie behutsam und liebevoll zu einer positiveren Sicht der Welt. Aaron T. Beck, der Begründer der kognitiven Verhaltenstherapie, spricht von einer dreifachen negativen Sicht des Depressiven. Dieser hat ein negatives Bild der eigenen Person, der äußeren Umwelt und der Zukunft. Der „depressive Patient sieht sich als inadäquat und unfähig, er verarbeitet seine Erfahrungen alle in negativer Weise, und er glaubt daran, dass seine derzeitigen Schwierigkeiten für immer bestehen" (zit. nach Steinhilper 89). Beck meint, dass Menschen, die an einer leichteren Depression leiden, ihre negativen Denkmuster im Gespräch mit dem Therapeuten schnell erkennen. „Wenn die Depression schwerer wird, wird [das] Denken zunehmend von negativen Vorstellungen beherrscht, wobei es keinen logischen Zusammenhang zwischen aktuellen Situationen und negativen Interpretationen zu geben braucht." (Beck 44) Hier braucht es oft lange, bis der Klient seine krankmachenden Denkmuster erkennt und sie zu ändern vermag.

Der erste Schritt der Therapie besteht darin, die depressiven Denkmuster zu entlarven und sie durch positivere Sichtweisen zu ersetzen. Von einer veränderten Sichtweise aus ist der Schritt zu einem anderen Handeln nicht mehr weit. Dabei hilft es allerdings nicht, wenn der Therapeut dem Klienten sagt, sein Denkmuster stimme nicht. Vielmehr geht es darum, ihn einzuladen, seine Situation doch einmal von einer anderen Seite her zu deuten. So geht auch Jesus als Therapeut vor. Er widerspricht den Jüngern nicht und tadelt sie nicht für ihre negative Sichtweise. Er lädt sie vielmehr ein, ihre Situation im Licht der Bibel einmal anders zu sehen und zu verstehen. Es ist eine Sicht, die nichts beschönigt, die aber alles im Licht Gottes sieht. Im Licht Gottes bekommt alles eine andere Färbung. Wenn ich einmal ausprobiere, unter dieser Prämisse mein Leben zu betrachten, wandelt sich mein Grundgefühl und eine positivere Stimmung kann sich in mir breit machen. Das gilt selbst für eine schwere Depression. Sie wird durch eine andere Sicht nicht einfach vergehen. Aber wenn ich sie im Licht der Bibel als die Dunkelheit deute, die Gott mir zumutet, dann kann ich mit ihr anders umgehen. Dann verurteile ich mich nicht wegen meiner Depression, sondern verstehe sie als meinen Durchgang zum Licht.

Wenn die Depression allerdings tief in einen Menschen eingedrungen ist, braucht es noch andere Weisen der Heilung als die kognitive Verhaltenstherapie. Wenn wir die Fortsetzung der Emmausgeschichte in der Bibel lesen, stoßen wir auf ein Wort Jesu, das für mich eine andere Therapiemethode anzeigt. Jesus erscheint als der Auferstandene den Jüngern, die einander von ihren Erfahrungen erzählen. Sie erschrecken vor ihm und bekommen Angst. Da sagt er zu ihnen: „Seht meine Hände und meine Füße an: Ich bin es selbst." (Lk 24,39) Im Griechischen steht hier: „Ego eimi autos." „Autos" ist für die stoische Philosophie, auf die sich Lukas in seinem Evangelium immer wieder bezieht, der Personkern, das innere Heiligtum des Menschen, der innere Bereich des Selbst, in dem Gott wohnt. In diesem inneren Heiligtum kommt der Mensch in Berührung mit seinem wahren Selbst, mit dem unverfälschten und ursprünglichen Bild Gottes in sich. In der Auferstehung ist Jesus ganz und gar zu diesem „autos" geworden. Ich gebe manchmal den Menschen, die ich begleite, die Aufgabe, eine ganze Woche lang bei allem, was sie tun, innerlich zu sagen: „Ich bin ich selbst." Das mag einfach klingen. Aber wenn ich das immer wieder übe, relativiere ich meine depressive Stimmung. Ich leugne sie nicht. Aber ich weiß, dass darunter noch etwas anderes ist. Ich habe die Depression und sie hat mich im Griff. Aber ich bin nicht meine Depression. Es gibt in mir noch diesen inneren Kern des Selbst, das durch die Dunkelheit des Todes und des Grabes hindurchgegangen und auferstanden ist. Wenn ich mir dieses Wort bewusst im Gedenken an den Auferstandenen vorsage, dann kann auch in mir das Vertrauen wachsen, dass ich nicht im Grab meiner Resignation liegen bleiben muss. Es gibt in mir einen Kern, der schon auferstanden ist, den das Grab der Dunkelheit und Leere nicht festhalten kann. Dieses innere Heiligtum ist nicht von der Depression beeinträchtigt. Dort, in diesem „autos", hat die Krankheit keinen Zutritt. Dort bin ich heil und ganz. Das relativiert die Depression, ohne sie aufzulösen.

Sich selbst nicht genügen

Eine Wurzel der Depression besteht in dem Gefühl, sich selbst nicht zu genügen. Man hat den Eindruck, weniger wert zu sein als die anderen. Die anderen können schneller denken, sich sprachlich besser ausdrücken, sich geschickter in Szene setzen. Ich bin immer zu langsam. Ich schaffe es nie, mein Leben zu bewältigen. In allem fühle ich mich minderwertig. Der depressive Mensch entwertet sich selbst, stellt sich im Vergleich mit anderen zurück und fühlt sich nun auch von anderen zurückgesetzt. Er ist der Meinung, dass er im öffentlichen Urteil schlechter abschneidet als die anderen. Die anderen sind leistungsfähig. Aber selbst ist man so müde, dass man sich schon bei der kleinsten Tätigkeit erschöpft fühlt. Viele Depressive beschimpfen sich selbst dafür, dass sie „faul" sind und nichts leisten. Sie verachten sich wegen ihrer Depression und wollen nach außen lange den Eindruck aufrechterhalten, dass sie jede Aufgabe meistern können. Sie seien momentan nur etwas erschöpft, sagen sie sich selbst und anderen. Doch mit genügend Urlaub würde es schon wieder gehen. Sich einzugestehen, dass man depressiv ist, fällt vielen schwer. Und doch ist eine Therapie nur möglich, wenn man sich eingesteht, dass man an dieser Krankheit leidet.

In der Bibel ist das Bild des schwermütigen Menschen der König Saul. Der Name Saul heißt „Verlangen" (Weinreb 15). Von ihm erzählt die Bibel, dass er sehr bescheiden war. Aber diese Bescheidenheit hatte auch eine negative Seite: Saul traut sich selbst nichts zu. Er fragt sich ständig: „Was bin ich schon?" Er traut Gott nicht zu, dass er mit ihm ist und ihn als König einen wichtigen Dienst am Volk verrichten lässt. Als Saul dem Befehl Gottes nicht gehorcht, wird er von ihm gestoßen. Die Bibel drückt es so aus: „Der Geist des Herrn war von Saul gewichen; jetzt quälte ihn ein böser Geist, der vom Herrn kam." (1 Sam 16,1) Der böse Geist, der auch verstanden werden kann als Depression, wird Saul also vom Herrn selbst geschickt. Das ist für uns ein befremdlicher Gedanke. Vielleicht drückt die Bibel damit aus, dass die Depression Saul vor manchem Unheil bewahrt. Er würde sonst das Volk zugrunde richten. Die Depression lähmt ihn in seinem Tun. So wird er nicht maßlos. Aber zugleich ist für ihn der böse Geist der Depression belastend und bedrückend.

Die Diener raten ihrem König, er solle nach einem Mann suchen, der auf der Zither spielen kann. Sie bringen den jungen David zu Saul. Saul gewinnt ihn lieb. Und immer, wenn Saul von der Depression heimgesucht wird, spielt David auf der Zither und Saul geht es besser. Die Bibel schildert die heilende Wirkung der Musik auf die Depression. Die Kirchenväter der ersten Jahrhunderte vertrauten darauf, dass das Psalmensingen traurige Gefühle vertreibt und den Sänger mit Freude erfüllt. Auch heute kann Musik in der Therapie eine wichtige Rolle spielen: Gute Musik durchdringt den Menschen und seine Emotionen in einer Weise, die trübe Gefühle klären und depressive Stimmungen verwandeln kann.

In der Beziehung zwischen Saul und David tritt eine Wende ein, als der junge David den Riesen Goliath besiegt. Saul kann sich darüber nicht freuen. Im Gegenteil, er fühlt sich zurückgesetzt. Er muss sich das Lied der Frauen anhören, die David besingen: „Saul hat Tausend erschlagen, David aber Zehntausend." (1 Sam 18,7) Saul wird zornig und betrachtet nun David voller Argwohn. Der König ist von seinem Wesen her „Verlangen nach Anerkennung". Er möchte sich diese Anerkennung durch Leistung erwerben. Doch das gelingt ihm nicht. David übertrifft ihn. So wird Saul in seinem Selbstwertgefühl gekränkt. Als David beim nächsten depressiven Anfall des Königs wieder die Zither vor ihm spielt, wirft Saul in seiner blinden Wut den Speer nach ihm. Seine Depression ist unterdrückte Aggression, die nun in ihrer vollen Wucht zum Ausdruck kommt.

Der Name David heißt „Geliebter" (Weinreb 26). Saul musste sich die Liebe des Volkes durch Leistung erarbeiten. David ist beim Volk beliebt, bevor er etwas tut. Er hat ein liebenswertes Wesen, weil er sich von Gott geliebt weiß. Die Liebe ist die Grundlage seines Lebens. David ist gleichsam der Schatten des Saul. Nach C. G. Jung, dem Schweizer Therapeuten, bezeichnet der „Schatten" die Bereiche in mir, die ich bisher nicht gelebt habe. Saul hat sich immer nur nach Liebe gesehnt. Aber er hat seine eigene liebenswerte Seite verdrängt. Er wollte immer nur imponieren, in der fälschlichen Annahme, dann werde er auch geliebt. Sein mangelndes Selbstwertgefühl erlaubte Saul nicht, sich einzugestehen, dass er sich nach Liebe sehnt. Er wollte lieber als König bewundert werden. So sieht Saul in David das Liebenswerte, das er bei sich selbst verdrängt hat, und bekämpft es in ihm. Saul hat Angst vor dem Schatten, der ihm in David begegnet, und sucht ihn zu vernichten. Denn David stellt eine dauernde Bedrohung seines angeschlagenen Selbstwertgefühls dar. In David sieht Saul den, der immer geliebt wird. Das würde er für sich selbst gerne in Anspruch nehmen. Weil es ihm aber trotz aller Anstrengung nicht gelingt, muss er David aus dem Weg schaffen.

Sauls Depression wird vom Zitherspiel des David nur zeitweise geheilt. Letztlich erliegt Saul seiner Depression. Er wird im Kampf gegen die Philister verwundet und stürzt sich in sein eigenes Schwert. Er begeht Suizid, weil er es nicht aushalten kann, zu verlieren oder als Verwundeter und Gekränkter weiter zu leben. Die Heilung der Depression können wir in dieser Geschichte nur erkennen, wenn wir auf David, den Geliebten, blicken. David zeigt uns, dass in uns eine Quelle der Liebe ist. Wenn wir uns ihr zuwenden und daraus schöpfen, wirkt sich dies positiv auf unsere Depression aus. Wir brauchen uns die Liebe nicht zu verdienen. Sie ist in uns. Der jüdische Philosoph Friedrich Weinreb drückt es so aus: „Von innen, vom Verborgenen her ist der Mensch schon gut und geliebt, aber die andere Seite braucht alle Zuwendung, denn sie leidet und ist gedrückt." (Weinreb 51) Von der inneren Quelle der Liebe her sollen wir uns unserer leidenden Seite, der Depression, zuwenden. Wir sollen die Krankheit nicht bekämpfen. Sonst wird sie uns ständig verfolgen. Doch wenn wir die Gewissheit der Liebe, die in uns ist, in die leidende Seite der Depression hineinhalten, kann sie sich wandeln. Weinreb wehrt sich dagegen, den depressiven Menschen lediglich als „Fall" zu betrachten, „dem man nur beibringen muss, dass er sich und die Welt falsch sieht. Er wurde ja gerade krank vor lauter kausalem Beibringen! Er leidet an einer Überdosis Intellekt! Das ist sein Drama. Was er braucht, sind nicht Erklärungen, sondern das Freiwerden der Liebe, seines verschütteten Fundamentes." (Ebd. 52)

Die Lösung, die Weinreb uns vorschlägt, mag uns allzu einfach erscheinen. Doch es steckt ein Stück Wahrheit in diesem Ansatz. Im Letzten sehnt sich der Depressive danach, dass er geliebt wird, ohne dass er sich verausgabt und sich die Liebe „verdient". Er sehnt sich danach, in sich nicht nur Dunkelheit und Erstarrung zu erfahren, nicht nur den bösen Geist der Depression zu spüren, sondern eine Liebe, die aus einer anderen Welt kommt, die man sich nicht verdienen muss, weil sie göttlich ist und uns hier und jetzt durchströmt. Weinreb deutet die Freundschaft von Sauls Sohn Jonathan mit David so, dass in der depressiven Seite des Saul schon die innere Verbindung mit der Liebe enthalten ist. Jonathan stellt für Weinreb eine Seite Sauls dar. Sie sucht die Verbindung mit David, mit der Liebe. Die depressive Seite spürt die Liebe in sich. Aber sie braucht einen Bund der Freundschaft, damit sie ihr nicht verloren geht. Es geht also darum, liebevoll mit der Depression umzugehen, mit ihr Freundschaft zu schließen. Dann führt sie mich zur Quelle der Liebe, die unterhalb der traurigen und dunklen Macht der Depression in uns sprudelt, um uns von Grund auf zu erneuern.

Was Weinreb uns in seiner Deutung von Saul, David und Jonathan als Heilung der Depression aufzeigt, entspricht der psychologischen Erfahrung, dass depressive Menschen eine besonders tiefe Sehnsucht nach Liebe in sich tragen. Sie haben als Kind oft ein Defizit an Liebe erfahren und sich angepasst, um die Liebe der Eltern zu bekommen. Aber sie haben davon nie genug bekommen. Als Erwachsene verzehren sich depressive Menschen für andere. Sie geben alles, damit sie selbst etwas Liebe erhaschen. Aber je mehr sie sich mit ihrer Liebe verausgaben, ohne selbst das Gefühl zu haben, etwas zurückzubekommen, desto leerer und erschöpfter werden sie. Saul kann sich noch so sehr anstrengen. Er wird vom Volk nie so geliebt werden wie David. Sauls Situation entspricht dem Grundbefinden vieler depressiver Menschen. Sie geben alles und bekommen doch weniger als andere Menschen in ihrer Umgebung, denen alles zufällt. Wenn man ihnen sagt, dass sie von Gott geliebt sind, dann hören sie das zwar, aber sie können es nicht mit dem Herzen glauben. Sie müssen sich lange in die Gestalt Davids hineinmeditieren, um zu glauben, dass sie liebenswert sind wie David, oder wie wir Christen sagen würden: dass sie Gottes bedingungslos geliebte Kinder sind.

Das Leid vieler depressiver Menschen besteht darin, dass sie in sich eine unstillbare Sehnsucht nach Liebe haben, aber zugleich die Erfahrung machen müssen, dass ihre Sehnsucht nie erfüllt wird. Je stärker die Sehnsucht nach Liebe, desto größer das Leid an ihrem Mangel. Da sehnt sich eine Frau nach der Liebe eines Mannes. Aber schon zweimal wurde sie von Männern tief verletzt, die sie ausgenutzt und wieder verlassen haben. Dennoch kann sie diese Sehnsucht nicht aus sich herausreißen. Doch je depressiver sie ist, desto weniger hat sie Aussicht, dass ein Mann sich ihr liebevoll zuwendet. Allenfalls wird dies aus Mitleid geschehen. Doch die Frau sehnt sich nicht nach Mitleid, sondern nach Liebe. Ich weise sie darauf hin, dass in ihrer Sehnsucht nach Liebe doch schon Liebe ist. In ihrer Sehnsucht spürt sie, dass sie liebesfähig ist. Ja, die Liebe, die in ihrer Sehnsucht ist, gehört ihr. Die kann ihr niemand nehmen. Wenn sie sich dieser Liebe in sich selbst bewusst wird, ist sie nicht mehr so abhängig von der Liebe anderer. Wo diese sich einstellt, kann sie sie dankbar genießen. Aber davon hängt das Gelingen ihres Lebens und ihrer Liebe nicht ab. Den Mann, der die Sehnsucht dieser Frau nach Liebe vollständig erfüllen kann, wird es wohl nie geben. Ihre Sehnsucht nach menschlicher Liebe geht immer über die konkrete Liebe hinaus. Letztlich ist es die Sehnsucht nach einer Liebe, die nicht zerbrechlich und vergänglich ist. Es ist im Letzten die Sehnsucht nach göttlicher Liebe. Diese göttliche Liebe spürt die depressive Frau nicht. Aber sie spürt die Sehnsucht danach. Und mit der Sehnsucht ist schon eine Spur dieser göttlichen Liebe in ihr. Wenn sie sich ihr zuwendet, hat sie zumindest den Teufelskreis von übergroßer Sehnsucht und stetig wiederkehrender Enttäuschung aufgebrochen. In ihr wächst eine Ahnung, dass sie bereits eine Liebe in sich trägt, die ihr niemand nehmen kann.

Viele Menschen reagieren auf Enttäuschung in der Liebe mit Depressionen. Umgekehrt erfahren viele Heilung, wenn ein Mensch sie voller Hingabe liebt. Aber häufig überfordern depressive Menschen ihre Umgebung mit ihrer Erwartung, geliebt zu werden. Darum ist es so wichtig, das Liebenswerte in sich selbst zu entdecken. In jedem von uns steckt etwas Liebenswertes. In jedem von uns ist eine Quelle der Liebe. Aber es liegt an uns, ob wir aus dieser inneren Quelle leben. David als der Geliebte ist zugleich auch der Sänger. Im Singen kommen wir mit der Liebe in uns in Berührung. Singen ist ein Weg zu der Quelle der Liebe, die in uns entspringt.

Vor Kummer erschöpft sein

Depressive Menschen sind oft antriebslos. Sie haben den Eindruck, dass jede noch so kleine Handlung sie unendlich viel Kraft kostet. Vor dieser Erschöpfung versuchen sie in den Schlaf zu fliehen. Aber auch zu schlafen gelingt ihnen meistens nicht. Sie liegen wach, die Gedanken drehen sich im Kreis. Die Depression raubt ihnen alle Kraft. Der Akku ist leer. Bei Menschen, die zuviel gearbeitet haben, begegnen wir oft der Erschöpfungsdepression. Solche Menschen haben sich engagiert, haben viel getan. Aber jetzt vermögen sie auf einmal nichts mehr. Sie sind völlig verunsichert. Sie haben das Gefühl, dass ihnen alle Kraft entschwunden ist. Sie sind erschöpft. Und die Erschöpfung zeigt sich als Depression. Erschöpfungsdepressionen kommen bei Frauen häufiger vor als bei Männern, vor allem bei überaus gewissenhaften, ehrgeizigen und zugleich selbstunsicheren Frauen. Sie entsteht nicht einfach durch zuviel Arbeit, sondern durch langandauernde affektive Spannungen und emotionale Überforderung. Wenn Frauen lange in einem spannungsgeladenen Milieu arbeiten, kann das zur Erschöpfungsdepression führen. Bei Männern liegt die Ursache der Erschöpfungsdepression oft in mangelnder Anerkennung ihrer Arbeit oder im Zeitdruck, unter dem sie bei ihrer Arbeit stehen und im ständigen Unterbrochenwerden bei intellektueller Arbeit (vgl. Steinhilper 83f). Es sind oft Männer, die jahrelang überdurchschnittlich viel gearbeitet haben. Aber sie haben die Kränkungen übersehen, die sie bei ihrer Arbeit erlebt haben. Irgendwann ist es dann zuviel. Sie bekommen Weinkrämpfe oder fühlen sich morgens beim Aufwachen so gerädert und schwer, dass sie nicht in der Lage sind, zur Arbeit zu gehen.

Wenn ich in der Bibel nach einer Geschichte Ausschau halte, die von der Erschöpfungsdepression handelt, so fällt mir die Geschichte vom Gebet Jesu auf dem Ölberg ein. Als Jesus von seinem Ringen mit Gott im Gebet aufsteht und zu den Jüngern geht, um bei ihnen Trost zu suchen, heißt es: „Er fand sie schlafend; denn sie waren vor Kummer erschöpft." (Lk 22,45) Im Griechischen steht hier das Wort „lype", das Traurigkeit, Trübsal, Kummer bedeutet. Die Jünger haben es nicht ausgehalten, mit Jesus zu wachen. Denn die Enttäuschung, dass ihr Meister wohl den Weg des Leidens gehen müsse, war für sie zu groß. Die Jünger waren nicht erschöpft, weil sie zuviel gearbeitet hatten. Vielleicht haben sie die Spannung nicht ausgehalten zwischen der Faszination, die Jesus durch sein Reden und Handeln und durch seine Ausstrahlung in ihnen hervorrief, und der Enttäuschung darüber, dass es für diesen Jesus nun keinen Ausweg aus dem bevorstehenden Leiden gab. Jesus hatte immer schon von seinem Leiden gesprochen. Und unmittelbar bevor sie zum Ölberg gegangen waren, beim gemeinsamen Mahl, hat Jesus vom Verrat durch einen seiner Jünger und von seinem bevorstehenden Tod gesprochen. Das hat die Jünger offensichtlich sehr verunsichert und sie emotional überfordert. Jesus hatte von den Jüngern am Ölberg nicht viel verlangt. Sie sollten nur mit ihm beten. Doch auch dazu waren sie zu müde. Ihre Spannkraft war ihnen abhanden gekommen. Sie konnten sich nicht aufraffen zu beten. Denn alles erschien ihnen sinnlos. Sie fühlten sich überfordert und flohen in den Schlaf. Sie haben im buchstäblichen Sinn die Augen vor dem verschlossen, was Jesus und ihnen bevorstand. Sie sind in den Schlaf geflohen, um nicht mit anzusehen, was mit Jesus geschah. Die Depression kann wie ein Schutz wirken, um sich vor dem abzuschotten, was einen seelisch überfordern würde. Die Jünger fühlten sich überfordert von dem Gedanken, dass ihr Meister sterben könnte. Also haben sie die Augen verschlossen und sind vor Kummer eingeschlafen. Doch als Schlafende konnten sie Jesus ganz und gar nicht helfen. Die Depression schützt vor der Wucht eines tatsächlichen oder vermeintlichen Scheiterns. Je tiefer die Betroffenen in ihr versinken, desto größer wird ihre Mutlosigkeit. Irgendwann vermögen sie nicht einmal mehr aufzustehen. Lukas schreibt, der Kummer habe die Jünger erschöpft. Die Psychologen meinen umgekehrt, die Erschöpfung mache depressiv. Ich denke, beides lässt sich nicht auseinanderdividieren. Beides hängt unmittelbar zusammen. Und was zuerst da ist, lässt sich oft nicht sagen. Aber die Arbeit allein ist nie der Grund für die Erschöpfung. Oft sind es Enttäuschungen, Widerstände, das Zerbrechen der eigenen Illusionen, die den Menschen in die Erschöpfung und in die Depression treiben. Ich habe eine Lehrerin begleitet, die an einer Erschöpfungsdepression litt. Es war nicht die Arbeit, die zuviel war, sondern die unklaren Beziehungen im Lehrerkollegium und Konflikte, die nie wirklich angesprochen wurden und ihr doch alle Energie raubten.

Die Therapie, die Jesus den Jüngern anbietet, scheint für viele Depressive eine Überforderung zu sein. Jesus sagt zu den

Jüngern: „Wie könnt ihr schlafen? Steht auf und betet, damit ihr nicht in Versuchung geratet." (Lk 22,46) Der Depressive fühlt sich zu erschöpft, um aufzustehen. Und auch das Gebet scheint dem depressiven Menschen eher abhanden gekommen zu sein. Doch für Jesus sind Aufstehen und Beten die Voraussetzung dafür, dass die Jünger nicht in Versuchung geraten. Das griechische Wort für Versuchung meint eigentlich „Verwirrung". Die Depression bringt das Denken durcheinander und nimmt uns jede Orientierung. Dagegen müssen wir aufstehen und beten.

Aber welches Beten meint Jesus hier? Eine Frau schrieb mir: „Seit Jahren bin ich wegen einiger Probleme, die ich mit mir herumschleppe, depressiv. Die Probleme ändern sich nicht. So bleibt auch mein Zustand. Beten bringt mir keine Veränderung. Ich habe das Gefühl, Gott hilft mir nicht. Nicht erfüllte Hoffnungen lassen mich verzweifeln." Die Frau verstand Beten als Bitte, die Gott zu erfüllen habe. Wenn er ihre Probleme nicht ändert, dann kann sie sich auch nicht ändern. Sie schiebt letztlich Gott zu, was in ihrer Verantwortung steht. Gott soll ihr die Depression nehmen. Doch auf diese Weise wird sie immer wieder enttäuscht und will schließlich gar nicht mehr beten. Jesus versteht das Beten offensichtlich anders. Jesus hält Gott seine Angst, seine Ohnmacht, seine Traurigkeit hin. Und er bittet seinen Vater, ihm den bitteren Kelch zu nehmen. Doch zugleich betet er: „Aber nicht mein, sondern dein Wille soll geschehen." (Lk 22,42) Beten – so wie Jesus es versteht – ist ein Ringen mit Gott. Ich halte Gott meinen Kummer hin und bitte ihn, mich davon zu befreien. Doch zugleich ergebe ich mich in Gott hinein. Indem ich auf Gott schaue, wandelt sich meine Depression. Sie hat mich nicht mehr im Griff. Interessant ist für mich auch das Ziel des Gebetes: „Betet, damit ihr nicht in Versuchung geratet." Das Beten bewahrt uns nicht vor der Depression. Es soll uns vielmehr davor schützen, dass wir in der Depression verwirrt werden, dass wir an uns und an Gott irre werden. Das Beten nimmt uns nicht die Bedrängnis. Aber es will uns einen festen Stand in der Bedrängnis geben. Mitten in der Depression wenden wir uns im Gebet an Gott, um in ihm Halt zu finden und nicht in der Depression unterzugehen.

Der Evangelist Lukas hat uns ein Gleichnis Jesu überliefert, in dem er deprimierten Menschen einen Weg zeigt, wie sie zu diesem Beten finden, das ihre Verzweiflung überwindet. In Lk 18,1–8 erzählt Jesus von einer Witwe, die vom Feind bedrängt wird. Sie hat rein äußerlich keine Chance. Denn der Richter, an den sie sich gegen den Feind wendet, hat keine Lust, ihr zu helfen. Es kann ein äußerer Feind sein, der die Frau bedrängt. Doch es können auch die eigenen Ängste und Lebensmuster sein, die sie überfordern. Es kann die Depression sein, die sie am Leben hindert. Doch die Frau gibt sich nicht auf. Obwohl ihre Situation aussichtslos erscheint, kämpft sie hartnäckig um ihr Leben. Das beeindruckt den Richter, so dass er schließlich klein beigibt. In einem Selbstgespräch sagt er zu sich: „Ich fürchte zwar Gott nicht und nehme auch auf keinen Menschen Rücksicht; trotzdem will ich dieser Witwe zu ihrem Recht verhelfen, denn sie lässt mich nicht in Ruhe. Sonst kommt sie am Ende noch und schlägt mich ins Gesicht." (Lk 18,4f) Im Griechischen heißt es: „Sonst kommt sie noch und schlägt mir ein Auge blau." Die Hörer mögen schmunzeln bei diesem Selbstgespräch des mächtigen Richters. Jesus sagt: Wer nicht nachlässt zu beten, der wird wie die hartnäckige Witwe Recht auf Leben erfahren. Er wird erleben, dass er nicht mehr von der Verzweiflung im Griff gehalten wird. Das Gebet richtet ihn auf. Es verschafft ihm Recht auf Leben.

Viele Depressive berichten, dass sie nicht mehr beten können. Sie haben so oft und intensiv Gott darum gebeten, sie von ihrer Depression zu befreien. Aber es ist nichts geschehen. Sie haben den Eindruck, dass alles Beten nichts nützt. Ihr Zustand wird sogar noch schlimmer. Denn das nicht erhörte Gebet stellt ihren Glauben in Frage. Sie haben ein schlechtes Gewissen, dass sie nicht tief genug glauben. Sie meinen deshalb habe alles Beten bisher nichts genutzt. Doch zugleich erleben sie, dass noch mehr Beten ihre Depression auch nicht vertreibt, sondern sie nur noch mehr verstärkt. Die Ursache dieses Teufelskreises ist ein falsches Verständnis des Gebets. Viele Menschen verstehen das Gebet zu äußerlich. Sie warten auf ein Wunder von außen. Gott soll ihnen wie ein Zauberer die Depression einfach wegnehmen, ohne dass sie sich noch darum zu kümmern bräuchten. Doch solch ein äußeres Beten führt letztlich in die Verzweiflung. Jesus versteht das Beten anders. Beten heißt für ihn: vor Gott die eigene Ohnmacht ausbreiten. Das ist es, was er am Ölberg tut. Das Gebet führt Jesus sogar noch tiefer in die Angst und Ohnmacht hinein. Aber indem er sich vor Gott seiner Angst stellt, verwandelt sie sich. Im Bild der nach außen hin aussichtslos kämpfenden Frau möchte Jesus den Jüngern Mut machen, sich selbst nicht aufzugeben. Sie sollten im Gebet Tag und Nacht zu Gott schreien und ihm ihre Not zeigen. Gott wird ihnen unverzüglich Recht verschaffen. Das dürfen wir jedoch nicht rein äußerlich verstehen, als ob Gott vom Himmel herab eingreifen und uns die Depression nehmen würde. Vielmehr erfahren wir im Gebet selbst das Recht auf Leben. Im Gebet kommen wir in Berührung mit dem inneren Grund der Seele, in dem Gott in uns wohnt. Dort kann kein Feind uns bedrängen. Dort hat auch die Depression keinen Zugang. Dort haben wir Recht auf Leben. Dort sind wir heil und ganz, frei von allen depressiven Gefühlen. Das Gebet bringt uns mitten in der Aussichtslosigkeit unserer niedergedrückten Gefühle in Berührung mit der Kraft, die auf dem Grund unserer Seele ist. Jesus fordert die Jünger auf, aufzustehen und zu beten. Beten hat damit zu tun, einen Aufstand zu wagen, sich nicht einfach zu ergeben in seine Depression, sondern sich dagegen aufzulehnen und im Gebet einen neuen Stand zu gewinnen.

Es wäre zu billig, dem Depressiven zu raten: „Bete halt genügend, dann wird deine Depression schon vergehen." So ein Rat sieht das Gebet zu äußerlich. Und häufig führt dann, wenn man keinen Erfolg verspürt, das Gebet nur noch tiefer in die Depression. Da ist es besser, wie Jesus zu dem Depressiven zu sagen: „Gib dich nicht auf. Kämpfe weiter. Bete weiter, auch wenn du keine Hilfe spürst. Im Gebet wirst du Gott selbst erfahren, der in dir ist. Und dort, wo Gott in dir ist, hat der innere Richter keine Macht über dich. Wenn du in dir den inneren Raum spürst, dann wirst du dort der Bedrängnis von außen entgehen." Das ist wohl der Sinn der Worte Jesu, dass wir beten sollen, damit wir nicht in Versuchung geraten. Die Bedrängnis ist in der Depression um uns und in uns. Aber wir sollen nicht in sie hineinfallen und darin untergehen. Wir brauchen einen Punkt in uns, der von der Depression ausgenommen ist. Das Gebet führt uns zu diesem inneren Punkt, zu diesem Ort Gottes in uns selbst, in dem wir heil sind und ganz.

Eine Frau wehrte sich gegen zu einfache Lösungen, wie sie ihr von einem Priester empfohlen wurden: „Bete nur und es wird dir geholfen." Sie schrieb dazu: „Warum wird mir dann nicht geholfen seit Jahren? Es verändert sich nichts bei meinen Belastungen trotz vielen Betens und Hoffens. Was muss ich in meinem Kopf verändern, damit ich verstehe, was Gott mir sagen will und damit ich erkenne, warum es so ist, wie es ist und warum es trotz allem gut ist?" In ihrer Frage deutet sie schon die Lösung an. Es geht nicht darum, dass Gott durch das Gebet die Belastungen wegnimmt. Es geht vielmehr im Gebet darum, zu verstehen, dass ich mitten in der Bedrängnis in Gottes Hand bin und dass in mir etwas ist, worüber die Depression keine Macht hat. Das verändert meine Selbstwahrnehmung. Dann verstehe ich mich und mein Leben auf neue Weise und kann mit meiner Depression anders umgehen.

Depressiv sein angesichts von Bedrängnis

Depressive Menschen kreisen oft gedanklich um vergangene Ereignisse. Wir können jedoch auch auf zukünftige Ereignisse mit einer Depression reagieren, wenn das, was uns erwartet, zu bedrohlich ist. Wir fliehen in die Depression, um uns der beschwerlichen Auseinandersetzung zu entziehen, die uns bevorsteht. Wir haben Angst vor dem Konflikt, der uns droht. Ein Priester wirft sich vor den Zug, weil er es nicht aushalten kann, dass seine Wahrheit ans Licht kommt. Aber gerade dadurch macht er die ganze Welt auf sich aufmerksam. Die Depression bewirkt nicht das, was wir bezwecken. Wenn wir in der Depression nicht mehr weiterkönnen, schauen alle auf uns. Das, was wir zu vertuschen suchen, kommt in verstärktem Maß auf uns zu. Die Depression ist der Versuch, sich einer Bedrängnis zu entziehen, die uns zu überfordern scheint. Aber sie ist oft genug ein untauglicher Versuch. Denn durch sie geraten wir in noch größere Bedrängnis.

Eine heute weit verbreitete Angst vor der Bedrängnis ist die Angst vor schweren Krankheiten – vor Krebs, Alzheimer, Herzinfarkt. Auf eine Krebsdiagnose kann die Depression folgen. Sie erscheint wie eine Verweigerung, sich mit der Krankheit auseinanderzusetzen. Man will dem Krebs nicht ins Auge schauen. Doch das Vorliegen einer Depression verschlechtert die Heilungschance bei Krebs. Hilfreicher wäre es, den Krebs als Herausforderung anzunehmen, an der eigenen Lebenseinstellung zu arbeiten und auf Heilung der Krankheit zu hoffen. Manchmal hängen auch körperliche Krankheiten mit der Depression zusammen. Manche Menschen erzählen dem Arzt nur von ihren körperlichen Symptomen wie Rückenschmerzen, Kopfweh oder Schlaflosigkeit. Tatsächlich aber sind es Anzeichen für eine Depression. Nach einem Herzinfarkt zeigen sich mitunter depressive Symptome. Auch hier gilt: Die Depression nach einem Herzinfarkt erhöht das Risiko, nochmals einen zu erleiden: „Je schwerer die Depression, desto ungünstiger die Prognose nach einem Herzinfarkt. Die enge Beziehung zwischen Herz und Seele ist also auch durch moderne naturwissenschaftliche Studien belegt. Kummer kann einem Menschen tatsächlich das Herz brechen." (Karl Mayer in: Hesse 138)

Jesus hat die Depression als Angst vor Bedrängnis, vor Krankheit oder dem Verlust eines lieben Menschen im Blick, wenn er im Johannesevangelium von der „lype", Traurigkeit, vom Kummer, von der Depression der Jünger spricht: „Amen, amen, ich sage euch: Ihr werdet weinen und klagen, aber die Welt wird sich freuen; ihr werdet bekümmert sein, aber euer Kummer wird sich in Freude verwandeln. Wenn die Frau gebären soll, ist sie bekümmert, weil ihre Stunde da ist; aber wenn sie das Kind geboren hat, denkt sie nicht mehr an ihre Not über der Freude, dass ein Mensch zur Welt gekommen ist. So seid auch ihr jetzt bekümmert, aber ich werde euch wieder sehen; dann wird euer Herz sich freuen, und niemand nimmt euch eure Freude." (Joh 16,21f) Wenn wir diese Worte Jesu auf die Depression beziehen, könnten wir sagen: Jesus sieht die Depression als etwas Natürliches an. Menschen, die wie die Jünger etwas vom Geheimnis der göttlichen Liebe in Jesus Christus erfahren haben, spüren in sich eine Traurigkeit über die Welt, die so anders ist, die kein Verständnis hat für ihre spirituellen Sehnsüchte. Depressive Menschen sind oft sehr sensibel. Sie haben ein tiefes spirituelles Bewusstsein. Und sie können die Spannung zwischen ihrer Sensibilität und Spiritualität auf der einen und der Rauheit der Welt auf der anderen Seite nicht aushalten. Wer von solcher Depression heimgesucht wird, der kann in den Worten Jesu einen Weg der Heilung erkennen.

Jesus verwendet das Bild der Geburt. Wir können dieses Bild auf verschiedene Weise verstehen. Die erste Deutung bleibt an der Oberfläche: Die Depression vergeht oft von alleine. Sie hat ihre Dauer, bei manchen ein paar Wochen, bei anderen zwei bis drei Monate oder auch länger. Aber dann vergeht sie wieder und weicht einer inneren Lebendigkeit und Freude. Und viele, die aus der Depression auftauchen, haben das Gefühl, mit der alten Freude in Berührung zu kommen. Sie leben wieder wie bisher mit Schwung und Aktivität.

Die zweite Deutung sieht tiefer: Die schmerzliche Geburt eines Kindes treibt die Frau in die Traurigkeit. Doch wenn die Schmerzen der Geburt überwunden sind, dann überwiegt die Freude. So können wir die Depression selbst als einen Geburtsprozess anschauen. Sie tut weh. Aber in ihr kommt langsam ein neuer Mensch zum Vorschein, ein Mensch, der sich nicht mehr von den alten Maßstäben her definiert, sondern der neu geboren ist, der aus Gott geboren ist. Die Depression steht oft für das Sterben, das wesentlich zu unserem Leben gehört. Damit etwas Neues in uns geboren werden kann, muss das Alte sterben. Das Alte steht für unsere weltlichen Maßstäbe und unser von äußeren Kriterien her bestimmtes Denken. Wenn der Depressive sich von Erfolg, Anerkennung, Zuwendung und Bestätigung her definiert, wird seine Krankheit immer schlimmer. Wenn er die Welt in sich sterben lässt, dann ahnt er etwas von dem neuen Menschen, der in ihm geboren wird und der sich von Gott her definiert.

Was hier von der Depression als Krankheit gilt, gilt auch von jeder anderen Krankheit. Wenn ich den Krebs oder den überstandenen Herzinfarkt als Herausforderung ansehe, mein Leben zu ändern, Altes loszulassen und Neues in mir zuzulassen, dann erlebe ich die Krankheit wie eine Neugeburt. Und dann wäre die Depression als Reaktion auf Krebs oder Herzinfarkt eher eine Verweigerung, sich dem Neuen zu stellen, das in mir wachsen möchte. Wenn meine Seele dennoch mit Depression auf die Nachricht von der Krebserkrankung reagiert, dann kann ich das als Einladung verstehen, mich der Herausforderung durch die Krankheit zu stellen und die neue Geburt zu wagen, die mir Gott in der Krankheit zumutet.

Es gibt depressive Menschen, die ihre Krankheit als Geburtsprozess verstanden haben. Sie sind durch ihre Depression herangereift zu einem Menschen, der tief in das Geheimnis des Lebens und in das Geheimnis Gottes geschaut hat. Ihnen sind äußere Dinge nicht mehr wichtig. Sie sehnen sich danach, immer tiefer vorzudringen und dort auf dem Grund allen Seins Gott zu finden. Wer seine Depression als Geburt versteht, für den werden philosophische und theologische Fragen wichtig. Der Weg der Mystik zieht ihn an. Er muss gar nicht den Weg der Askese gehen, um von seinem Ich frei zu werden. Er hat das Gefühl, dass die Depression sein Ego zerbrochen hat. Jetzt ist er frei geworden von allem ehrgeizigen Streben, sich selbst in den Mittelpunkt zu stellen. Er hat etwas vom Geschmack Gottes gekostet. Das genügt ihm. Er muss sich keine asketischen Übungen auferlegen. Vielleicht hat Johannes vom Kreuz in diesem Sinn die „dunkle Nacht" verstanden. Sie entspricht sicher nicht vielen Formen von Depression, wie sie heute von Psychiatern und Psychologen beschrieben werden. Aber es gibt Weisen der depressiven Erfahrung, die der Erfahrung der „dunklen Nacht" ähneln. In der „dunklen Nacht" geht es ja auch darum, dass all unsere Gefühle gereinigt werden, dass wir aufhören, Gott mit unseren Gefühlen zu verwechseln. Wir lassen uns von allem entblößen, woran wir uns festhalten, um uns in Gott hineinfallen zu lassen, in den Gott, der jenseits unserer Gefühle ist und jenseits unserer weltlichen Maßstäbe von Ruhe, Gelassenheit und Souveränität, die wir so gerne mit unserer Spiritualität verbinden. Es gibt viele Menschen, die heute einen spirituellen Weg gehen, um nach außen hin ruhiger und gelassener zu erscheinen. Für sie ist die „dunkle Nacht" eine Herausforderung, ihre weltlichen Maßstäbe sein zu lassen und sich – ohne dass es Gewinn bringen muss – auf Gott einzulassen.

Man kann die Worte Jesu auch noch anders verstehen. Die Depression ist nicht nur ein Geburtsvorgang. Wir können auch sagen: Wer die Neugeburt verweigert, die wesentlich zu unserem Menschsein gehört, der gerät in die Depression. Es gibt, so verstanden, also Depressionen, die Ausdruck der Lebensverweigerung sind. Wir weigern uns, neu zu werden, Altes zu begraben. Dann mahnt uns die Depression, diesen wesentlichen Schritt unserer Menschwerdung zu gehen. Wir sollten gewissermaßen mit der Depression ein Gespräch anfangen und sie fragen, wo wir an uns festhalten, wo wir Leben verweigern. Die Depression ist dann eine spirituelle Aufforderung, der Welt abzusterben, unser Ego loszulassen und zu dem neuen Menschen zu reifen, der entsteht, wenn wir aus Gott geboren werden und uns von Gott her definieren.

Wer die Depression als Geburt oder als Einladung zum Geburtsprozess versteht, der wird die Erfahrung machen, von der Jesus spricht. Er wird eine Freude in sich spüren, die ihm niemand mehr nehmen kann. Es ist eine Freude, die sich nicht laut ausdrückt, sondern auf dem Grund des Herzens. Die Kirchenväter sprechen hier von der unzerstörbaren göttlichen Freude. Sie hat eine andere Qualität als die Freude über Erfolg und Anerkennung.

Zu sensibel für diese Welt sein

Manchmal haben wir den Eindruck, dass depressive Menschen zu feinfühlig sind, um diese Welt aushalten zu können. Sie können das viele Leid der Welt nicht sehen, ohne von ihm verletzt zu werden. In den Medien werden sie ständig mit dem Leid der Welt konfrontiert. Depressive Menschen können sich dem kaum entziehen. Bei manchem Suizid hat man das Gefühl: Dieser Mensch konnte hier nicht leben. Er war zu sensibel, zu klar, zu weich. Er hat die Härte dieser Welt nicht ertragen. Er hat sich das Leid, dem er täglich begegnet ist und das er auch in sich erlebt hat, zu sehr zu Herzen genommen. Sein Herz hat es nicht ausgehalten, in dieser zerrissenen und oft genug von Gewalt und Bosheit geprägten Welt zu leben. Die Traurigkeit über den Zustand der Menschen hat ihn in den Tod getrieben.

Von dieser Art der Traurigkeit spricht Paulus in seinem zweiten Brief an die Korinther. Er unterscheidet da die gottgewollte Traurigkeit, die Sinnesänderung (metanoia) verursacht und daher Ursache des Heiles wird, von der weltlichen Traurigkeit, die zum Tod führt. (2 Kor 7,9–11) Der evangelische Theologe Rudolf Bultmann erklärt diese beiden Arten von Traurigkeiten so: Die Traurigkeit der Welt ist „die Betrübtheit des Menschen, der sein weltliches Wohlbefinden und seine weltlichen Wünsche scheitern sieht" (Bultmann in ThWNT 322). Die gottgewollte Traurigkeit dagegen ist „die Trauer des Menschen, der seines Verlorenseins an die Welt inne geworden ist, und der sich in der metanoia von der Welt zu Gott zurückruft" (ebd. 322). Der Christ kennt die Trauer der Welt und den Schmerz an der Welt. Wie jeder Mensch erfährt er in der Welt immer wieder Beeinträchtigung seiner Freude, er erlebt Schmerzen und Leiden. Die Traurigkeit hemmt ihn in seiner Vitalität. Doch zugleich erlebt er die Traurigkeit auch als Befreiung von der Welt und als „das ständige Wachsen der Kraft des Lebens" (ebd. 323). Für den Christen zeigt die Traurigkeit den Bruch mit der Welt an. Er gehört nicht dieser Welt an.

Es gibt also nach Paulus eine Traurigkeit „kata theon", eine Traurigkeit, die Gott entspricht, die gottgewollt ist. Es ist die Erfahrung, dass wir hier in dieser Welt letztlich nicht zu Hause sind. Depressive Menschen wie Reinhold Schneider haben diese Form von Traurigkeit erfahren. Reinhold Schneider sehnt sich nach dem Tod, um endlich ausruhen zu können von all den Schmerzen, die er erlebt, wenn er diese Welt betrachtet mit dem Leid, das er schon in der Natur erkennt, und mit all den Irrwegen, die die Menschen gehen. Im Dritten Reich hatte sich Reinhold Schneider gegen die Ideologie der Nationalsozialisten gestellt. Nach dem Zusammenbruch des Dritten Reiches ist er maßlos enttäuscht, dass die alte Ideologie weiter wirkt. Sein Glaube hatte vielen bedrängten Christen im Dritten Reich Hoffnung und Trost geschenkt. Jetzt ist dieser Glaube selbst bedroht. Seine Depression hat seinen Glauben angefochten. Er schreibt von sich: „Meine Lebenskraft ist so sehr gesunken, dass sie über das Grab hinweg nicht hinauszugreifen ... vermag." (Zit. nach Scherer 1103)

Wie kann ein spiritueller Umgang mit dieser Art von Depression aussehen? Ist der Suizid die einzige Möglichkeit, auf das übergroße Leiden an der Welt zu reagieren? Reinhold Schneider, der seit seiner Jugend an Schwermut litt, hat als junger Mann einen Suizidversuch unternommen. Der Gedanke an den Suizid gab ihm mitten in seinem tristen Arbeitsalltag in einer Dresdner Druckerei das Gefühl von Freiheit: „Ich fühlte mich, begleitet vom Tod, im Besitz einer überschwänglichen Freiheit." (Zit. nach Cermak 32) Als Schneider zum Glauben gefunden hatte, unternahm er nie wieder einen Suizidversuch. Und doch hält er die Neigung zum Suizid für eine angeborene Versuchung, aber zugleich für das „aufrührerische Nein an den Urheber des Daseins". Nun versteht er seine Schwermütigkeit als Ruf nach Gott, als Weg zu Christus und als mystische Läuterung. Er sieht sie im Zusammenhang mit der „dunklen Nacht", von der Johannes vom Kreuz spricht. Und er erkennt im Leiden seiner Schwermut „das Paradox der Botschaft, dass wir in einem gewissen Sinn krank sein müssen, weil ER sonst nicht zu uns kommt; dass wir zugleich krank sind und geheilt werden" (Hell 230). Reinhold Schneider hat in all seiner Schwermut am Gebet festgehalten. Das Gebet war für ihn der einzige Ort, an dem er die Welt mit ihrem unendlichen Leid ertragen konnte. Gebet war für ihn jedoch nicht in erster Linie Bittgebet, in dem er gegen das Leid der Welt gekämpft hat, sondern der Ort, an dem er sich in Gott hinein ergeben hat. Und das Gebet war der Ort, an dem er mitten im Leid der Welt Ruhe fand. Im Gebet dürfen wir in uns den Raum der Stille erahnen, in dem auch das Leid der Welt zum Schweigen kommt.

Dieser Raum der Stille ist keine Flucht vor dem Leid der Welt und kein Verdrängen oder Verschließen der Augen. Vielmehr ist es wie ein Zufluchtsort vor dem Leid. Es ist der Raum, in dem wir mit dem Nachdenken und Grübeln über das Leid aufhören dürfen, weil dort Gottes Wirklichkeit so mächtig ist, dass alles andere verstummt.

Für Reinhold Schneider kommt es auf das richtige Gottesbild an, um sich mit seiner Schwermut auszusöhnen. Für ihn ist es das Bild des leidenden Christus, das ihm Trost und Hoffnung schenkt in seiner Depression und in seinem Magenleiden. So beschreibt er seine Depression und zugleich seine Hoffnung: „Alle Abgründe sind aufgerissen: die des Kosmos, die des Menschen. Wenn doch noch eine Hoffnung bliebe, so kann sie nur sein in dem Sterben Christi an unserem Leib. Die Hoffnung ist das Leiden. Denn wie Kierkegaard sagt, die Wahrheit siegt durch das Leiden. Der Kreuzweg ist der Weg." (Zit. nach Cermak 37) Schneider hatte den Eindruck, dass er die Schwermut als Erbe vom Vater mitbekommen habe. So möchte er im Blick auf den leidenden Christus das Leid in sich zur Ruhe bringen und es keinem anderen weitervererben. „Auf die Verehrung des vergöttlichten Leidens war meine tiefste Natur gerichtet; nichts war mir so gewiss, denn wie Gregor der Große sagt, einem dunklen Gemüt kann nur durch den Anblick des Leidens geholfen werden." (Ebd. 38)

Paulus' Rede von der gottgewollten Traurigkeit entspricht den Gedanken von Reinhold Schneider. Es gibt eine Depression, die weder negative Deutung der Wirklichkeit ist noch Ausdruck übertriebener Erwartungen an das Leben. Sie ist vielmehr Ausdruck einer Sehnsucht nach einer anderen Welt. Reinhold

Schneider spricht davon, dass er für sein Billett genug gesehen habe vom Schauspiel dieser Welt. Er sei gerne bereit, schon in der Pause zu gehen und die Vorstellung zu verlassen. Er habe kein Verlangen mehr nach irdischer Nahrung. Die Depression verweist ihn auf eine andere Welt. Aber diese Welt jenseits des Todes stellt sich Schneider nicht als ewiges Leben und reine Freude vor, sondern als ewige Ruhe, als endlich Ausruhen-Dürfen von allem Leid, das ihn täglich bedrückt hat. Man könnte sagen, die Depression wird hier nicht geheilt, sondern bekommt nur einen anderen Geschmack. Sie gibt mir mit dem Geschmack des Todes zugleich den Geschmack ewiger Ruhe. Wer seine Depression so versteht, der fühlt sich aber auch frei gegenüber dem Verlangen der Welt. Er fühlt sich nicht ganz dazugehörig zu den Menschen. Er „wird sich nie mehr in ungeteilter Gegenwart an ihren Tisch setzen" (ebd. 36).

Die so verstandene Traurigkeit ist Durchgang zum ewigen Leben. Dabei gibt es für mich zwei verschiedene Weisen solch schwerer Depression: Die eine Art führt zu einer neuen Klarsicht. Es gibt depressive Menschen, die alles klarer sehen als andere. Sie sehen in den Abgrund der Welt. Reinhold Schneider war solch ein klarsichtiger Mensch. In seiner Depression hat er die Welt mit anderen Augen betrachtet als der optimistische Dichter. Aber er hat damit Wesentliches an unserer Welt gesehen. Und er hat das innerste Wesen des Menschen erkannt. Die Depression hat ihn befreit von allen Illusionen, die er sich kurz nach seiner Bekehrung auch von seinem Glauben gemacht hatte. Sein Glaube hat nicht alle seine Probleme gelöst. Aber er hat ihn zu einer tieferen Sicht seiner Depression geführt. Und mit seiner Sicht ist er trotz oder gerade wegen des eigenen Leidens an seiner Depression zum Segen für viele Menschen geworden.

Die andere Weise der Depression zieht den Menschen nur nach unten. In ihr scheint es keine Hoffnung zu geben. Der Glaube ist dem Betroffenen abhanden gekommen. Oder zumindest hat er die Kraft verloren, mit der Depression umzugehen. Die Depression scheint den Kranken völlig in Beschlag zu nehmen. Doch auch hier kann der Glaube helfen. Gerade die Meditation der Passion Jesu kann dem Depressiven das Gefühl geben, dass er gerade in seiner Ohnmacht und abgrundtiefen Traurigkeit die Gemeinschaft Jesu Christi erfährt. Zumindest zeigt ihm die Passion Jesu, dass er sich selbst nicht zu verurteilen braucht. Auch Jesus hat gelitten. Seine Passion ist das Kreuz, das er zu tragen hat, warum, das wissen wir nicht. Das müssen wir auch nicht wissen. Auch die schwere Depression, die mich von Gott abzuschneiden scheint, kann ein Weg werden, mich wie Jesus in Gottes Hand fallen zu lassen. Daniel Hell meint von der Bedeutung des Glaubens für depressive Menschen: „Für einzelne gläubige Menschen kann die Depression das Wagnis bedeuten, sich einem anscheinend sinnlosen Schicksal im Vertrauen, dass es doch sinnvoll sei, zu überlassen. Diesen Menschen öffnet sich ein anderer Verstehenshorizont, als für die Mehrheit im alltäglichen Lebensvollzug nachvollziehbar ist." (Hell 232) Wer so im Glauben seine Depression annimmt, der erfährt nicht Heilung. Aber er wehrt sich auch nicht mehr gegen die Krankheit. Er erlebt sie vielmehr als Weg zu einer neuen Sichtweise. Mit anderen Augen sieht er auf sich und das Geheimnis seines Lebens und auf Gott, den Grund allen Seins.

Sich ekeln vor dem Leben

Depressive Menschen haben oft keinen Geschmack am Essen. Selbst frühere Lieblingsspeisen schmecken ihnen nicht mehr. Sie fühlen sich unfähig, das Essen zu genießen und müssen sich zwingen, etwas herunterzuwürgen, damit sie nicht verhungern. Die mangelnde Lust am Essen steht stellvertretend für ihr Lebensgefühl. Das Leben selbst schmeckt ihnen nicht mehr. Sie empfinden Ekel vor dem Leben. Die Lateiner sprechen vom „taedium vitae". Das Leben ekelt einen an. Es ist gleichsam zum Erbrechen. Es erzeugt im depressiven Menschen einen Widerwillen, der ihn daran hindert, sich auf das Leben einzulassen.

Paulus hat solch eine Erfahrung in der Provinz Asien gemacht. Den Korinthern schreibt er von dieser Erfahrung: „Wir wollen euch die Not nicht verschweigen, Brüder, die in der Provinz Asien über uns kam und uns über alles Maß bedrückte; unsere Kraft war erschöpft, so sehr, dass wir am Leben verzweifelten." (2 Kor 1,8) Im Lateinischen steht hier: „ita ut taederet nos etiam vivere": „Es ekelte uns, überhaupt zu leben." Offensichtlich spielt Paulus hier auf die Erfahrung vieler depressiver Menschen an: Wenn die Last des Lebens zu groß wird, wenn zu viele Sorgen auf einen drücken, wenn das Leid, das einen trifft, das menschliche Maß übersteigt, dann reagiert die Seele mit Lebensüberdruss, mit Lebensekel. Weil einem alles Leben abgeschnitten scheint, vermag man das wenige Leben, das einem zur Verfügung steht, nicht zu genießen. Alles schmeckt nach Tod. Das griechische Wort „tlipsis" meint: in großer Verlegenheit, Not, Verzweiflung sein. Hier klingt die Ausweglosigkeit der Depression an. Die Römer, die Weisheit als Geschmack am Leben (sapientia von sapere = schmecken) verstanden, können diese Verzweiflung nur als Ekel am Leben beschreiben.

In der Geschichte gab es immer wieder Zeiten, die vom Gefühl des Lebensüberdrusses gekennzeichnet waren. Es waren unfruchtbare Zeiten. Den Menschen fehlte die Kraft, das Leben in die Hand zu nehmen. Das Klagen über das fehlende Leben hinderte sie daran, sich dem Leben zu stellen. Der französische Jesuit Teilhard de Chardin hat sich in seinem Werk ausführlich mit dem Begriff des Ekels am Leben (taedium vitae oder dégout oder ennui) auseinandergesetzt. Für ihn ist der Ekel am Leben, wie er ihn in seiner eigenen Seele und in seiner Umgebung wahrgenommen hat, die Ursache dafür, dass der Lebensschwung erlahmt. Statt sich für das Werk der Evolution zu engagieren, auf das Teilhard voller Optimismus setzt, zeichnen sich die Menschen, die vom Ekel am Leben geprägt sind, durch Teilnahmslosigkeit aus. Ihnen zerbricht ihre vitale Spannkraft (vgl. Modler 20f). Jean-Paul Sartre hat in seinem Roman „La Nausée" (Der Ekel) den Ekel am Leben oder den Abscheu vor dem Leben als grundlegendes Daseinsgefühl beschrieben. Die Hinfälligkeit des Seienden lässt als menschliche Reaktion nur den Ekel zu (vgl. Modler 84). Das französische Wort „nausée" kommt ursprünglich von

„navis" (Schiff) und meint die Seekrankheit, den Brechreiz. Teilhard spricht dagegen meistens von „degout", vom Nicht-Schmecken, vom Ekel, der das Leben lähmt und den es zu bekämpfen gilt. Das eigentliche Heilmittel dagegen ist der Glaube. Doch Teilhards Kampf zeigt auch, dass er selbst seit seiner Jugend immer wieder an Ängsten und Niedergeschlagenheit litt. Er spricht von nervöser Depression, die ihn lähmt und in der „die kleinsten Ereignisse übermäßige Proportionen annehmen" (Modler 160). Weil Teilhard den Ekel am Leben aus eigener Erfahrung kannte, hat er so konsequent dagegen angekämpft. Wenn das Leben absurd ist, dann führt es zum Ekel. Wenn ich jedoch erfahre, dass in mir etwas Irreversibles ist, was nicht rückgängig gemacht werden kann, was auch durch den Tod nicht vernichtet wird, dann gibt mir das Spannkraft und Lust (gout) am Leben. Eine Antwort, die Teilhard auf den Ekel des Lebens gegeben hat, bestand darin, ihn nicht zu beachten, einfach weiterzumachen wie bisher. Eine andere bestand in seiner militärischen Erziehung als Jesuit. Eine strenge Disziplin sollte der Depression keine Macht geben. Doch die rein voluntaristische Bekämpfung der Depression blieb letztlich erfolglos. Ein dritter Weg war der des Glaubens. Und so kann Teilhard von sich schreiben: „Wenn mich etwas gerettet hat, so war es das Vernehmen der ... Stimme aus dem Evangelium, die zu mir aus der tiefen Nacht sagte: ‚Ich bin es, fürchte dich nicht!'" (Modler 170) Letztlich war es die mystische Erfahrung des Einsseins mit dem kosmischen Christus, die Teilhard vom Ekel am Leben befreite.

Paulus gibt im 2. Korintherbrief ähnliche Heilmittel gegen das Gefühl des Lebensekels an. Er spricht vom Vertrauen, das er nicht auf sich selbst setzt, „sondern auf Gott, der die Toten auferweckt" (2 Kor 1,9). Von diesem Gott sagt der Apostel: „Er hat uns aus dieser großen Todesnot errettet und rettet uns noch; auf ihm ruht unsere Hoffnung, dass er uns auch in Zukunft retten wird." (2 Kor 1,10) Vertrauen und Hoffnung sind die Mittel gegen den Überdruss am Leben. Doch es ist nicht das Urvertrauen, das der Mensch schon als Kind von seiner Mutter lernt. Denn gerade dieses natürliche Vertrauen ins Leben fehlt dem Depressiven. Es ist vielmehr das Vertrauen auf den Gott, der die Toten erweckt, der also den Geschmack des Todes zu verwandeln vermag. Und wir brauchen die Hoffnung auf Gott. Von der Hoffnung sagt Paulus, dass wir auf das hoffen, was wir nicht sehen. In der Depression sehen wir keine Besserung, nur Dunkelheit und Ekel. Doch die Hoffnung setzt auf das Unsichtbare, auf das Handeln Gottes in der Zukunft. Paulus setzt auf den Gott, der dort, wo keine Hoffnung zu sein scheint, Hoffnung schenkt, und dort, wo kein Leben ist, neues Leben schafft.

Der Ekel am Leben hängt immer zusammen mit einem tiefen Gefühl von Hoffnungslosigkeit. Roy W. Fairchild, der mit Jugendlichen arbeitete, die einen Suizidversuch verübt hatten, stellte fest, dass bei ihnen das Wort „hoffnungslos" immer wieder auftauchte (Fairchild 44). Er zitiert in diesem Zusammenhang den Begriff der „katastrophalen Erwartungen", den Fritz Perls, einer der Begründer der Gestalttherapie, für diese Hoffnungslosigkeit prägte. Wer von hoffnungslosen Erwartungen bestimmt wird, der sieht keine Perspektive mehr für sein Leben. Er übersieht auch die Fähigkeiten und Möglichkeiten, die er in sich trägt. Sein Leben verliert jede Spannkraft.

Da braucht es die Therapie der Hoffnung. Hoffnung ist nicht einfach Optimismus. Sie überspringt nicht die tragischen Aspekte des Lebens. Heute gibt es den Trend, alles positiv zu sehen. Doch diese Strategie ist für depressive Menschen Gift. Denn in einer Welt, in der man die Dinge nur positiv zu sehen bräuchte, um depressive Stimmungen zu lösen, ist für sie kein Platz. Sie spüren, dass diese allzu einfache Methode für sie nicht trägt. Mir erzählte eine Mutter von ihrem Sohn, der nach dem Abitur in ein depressives Loch fiel. Eine Freundin meinte, er solle doch einen Kurs „Positives Denken" besuchen, der ganz in der Nähe angeboten werde. Die Mutter schickte ihren Sohn dorthin, in der Hoffnung, dass er Heilung finde. Doch einige Zeit später nahm er sich das Leben. Er konnte es nicht aushalten in einer Welt, die überzeugt davon war, durch positives Denken alle Probleme lösen zu können.

Der französische Denker Gabriel Marcel, der eine Philosophie der Hoffnung entfaltet hat, meint, dass Optimisten sich vom Unglück und vom Bösen in der Welt abwenden. Sie nehmen die Welt nur sehr beschränkt wahr. Alles Unangenehme wird ausgeklammert. Hoffnung ist etwas anderes. Wer hofft, der ist sich der Tragik des Lebens mit seinen Härten und Verlusterfahrungen bewusst. Aber er bleibt nicht stecken in der Verzweiflung über sein Schicksal. Die Hoffnung zeigt ihm einen Ausweg.

Von der Hoffnung schreibt Paulus im Brief an die Römer: „Wir sind gerettet, doch in der Hoffnung. Hoffnung aber, die man schon erfüllt sieht, ist keine Hoffnung. Wie kann man auf etwas hoffen, das man sieht? Hoffen wir aber auf das, was wir nicht sehen, dann harren wir aus in Geduld." (Röm 8, 24f)

Die Hoffnung richtet sich auf das, was wir nicht sehen. In der Depression sehen wir kein Leben, keine Freude am Leben. Da ist alles dunkel. Die Hoffnung verleiht uns die Augen, das Unsichtbare zu sehen. Hoffnung – so Gabriel Marcel – ist immer Hoffnung für dich und auf dich. Die Hoffnung bedeutet für den Depressiven, dass er nicht eine bestimmte Erwartung hat, dass die Depression völlig verschwindet oder dass Gott seine Probleme löst, ihm einen guten Partner schickt oder ihm eine zufriedenstellende Arbeitsstelle verschafft. Er hofft vielmehr auf sich und für sich. Er gibt sich selbst nicht auf. Er hält an sich selbst fest. Und er traut Gott zu, dass er in ihm neues Leben schafft. Er hofft, dass er mitten in der Depression Leben findet, dass der Ekel am Leben sich wandelt. Der Hoffende sieht in sich schon etwas, das noch unsichtbar ist. Auf dem Grund der Depression ist schon Licht, auf dem Grund des Grabes ist schon Leben. Die Hoffnung zeigt ihm Möglichkeiten, für die er bisher blind war.

In den Psalmen sehen wir Menschen, die auf Gott ihre Hoffnung setzen. Sie erwarten nichts Bestimmtes. Sie trauen Gott zu, dass er das Schicksal des Verzweifelten und in Not Geratenen wendet. Wie er das tut, das überlässt der Psalmenbeter Gott. Aber er ist überzeugt: „Nur zu Gott hin werde still, meine Seele, denn von ihm kommt mir Hoffnung." (Ps 62,6) Ein alter Mann betet im Rückblick auf sein Leben: „Du bist ja meine Hoffnung, o Herr, Herr, meine Zuversicht von Jugend auf." (Ps 71,5) Wer so betet, der gibt sich nicht auf, der vertraut darauf, dass Gott auch dann bei ihm ist, wenn er ihn nicht spürt. Fairchild meint, dass wir die Hoffnung nie allein besitzen: „Es ist eine Erfahrung, die wir mit anderen teilen. Wir verlangen, wünschen oder halluzinieren alleine, aber wir brauchen ein empfängliches Gegenüber, um echte Hoffnung zu entdecken. Hoffnung entsteht dann, wenn jemand uns wirklich zuhört." (Fairchild 53) Viele Menschen werden heute depressiv, weil sie niemand haben, den sie ansprechen können. Die Psalmisten haben in Gott immer einen Ansprechpartner, dem sie ihre Not, aber auch ihre Hoffnung anvertrauen. Das ist für sie wie eine Therapie für die Depression, die die Psalmenbeter offensichtlich auch schon kannten, mit der sie aber im Gebet auf gute Weise umgehen konnten.

Erfolgreich und dennoch depressiv sein

Friedrich Nietzsche sprach von der „Melancholie der Vollendung": Viele, die jahrelang gekämpft haben, um ein bestimmtes Ziel zu erreichen, sind am Ziel nicht glücklich, sondern fallen in ein tiefes Loch. Bisher hat das Streben nach dem Ziel ihrem Leben Sinn verliehen. Jetzt, da sie das Ziel erreicht haben, sind sie desillusioniert. Manche Menschen, die Erfolg haben, bekommen Schuldgefühle. Gerade christlich orientierte Menschen, die wenig Sinn für Erfolg haben, fühlen sich schuldig, wenn sie das Ziel erreicht haben und ein anderer nicht. Die Erfahrung der Nachkriegszeit bestätigt das: Die Überlebenden hatten oft Schuldgefühle gegenüber denen, die im Krieg gefallen waren.

Eine Art Erfolgsdepression ist auch die postnatale Depression, die Depression von Frauen nach der Geburt ihres Kindes. 50 bis 80 Prozent der Mütter fallen in den ersten Tagen nach der Geburt in ein Stimmungstief. Sie sind sehr sensibel und weinen viel. Die Engländer nennen das den „Baby Blues", in Deutschland spricht man umgangssprachlich von „Heultagen". Viele Mütter schämen sich für ihre Niedergeschlagenheit. Sie meinen, sie müssten sich doch über die Geburt ihres Kindes freuen. Doch die hormonellen Veränderungen nach der Entbindung verstärken die Sensibilität. Der „Baby Blues" vergeht allein. Doch 10 bis 20 Prozent der Frauen entwickeln nach der Geburt ihres Kindes eine Depression. „Besonders häufig erkranken Erstgebärende, Frauen, die schon einmal Depressionen hatten oder solche, die familiär vorbelastet sind." (Hesse 63) Die Gründe für die Depression im Wochenbett können vielfältig sein. Erfolg und Belastung liegen nahe beieinander. Auf der einen Seite ist da die Freude über die Geburt. Auf der anderen Seite tauchen Ängste auf, ob man den Anforderungen des Lebens mit Kind auch gewachsen ist. In Japan treten postnatale Depressionen wesentlich seltener auf, weil dort die jungen Mütter die ersten drei Monate von ihrer eigenen Mutter versorgt werden.

Die Bibel berichtet vom Propheten Elija, dass er auf dem Höhepunkt des Erfolges in eine tiefe Niedergeschlagenheit fiel. Er hatte allein den Kampf gegen 450 Baalspriester aufgenommen und sie besiegt. Jetzt, da das Volk auf sein Geheiß hin alle Baalspriester getötet hat und als auf sein Gebet hin Regen fällt, sonnt Elija sich nicht in seinem Erfolg. Vielmehr überkommen ihn Angst und Niedergeschlagenheit. Der Grund ist, dass Isebel, die Königin, ihm nach dem Leben trachtet. Gegen den König und die Baalspriester hatte er den Kampf gewagt. Jetzt hat er keine Kraft mehr. Man könnte sagen: Das Fass ist voll. Jetzt bringt ein Tropfen es zum Überlaufen. Viele Manager haben schwierige Situationen glänzend bestanden. Sie wurden bewundert wegen ihres Erfolges. Doch dann kommt von irgendwoher eine leise Kritik. Und schon fallen sie in sich zusammen. Sie haben sich angestrengt. Doch jetzt ist ihre Kraft erschöpft. Sie sind überempfindlich gegenüber negativen Botschaften. Der Verwalter eines großen Gutes erzählte mir, dass er jetzt den idealen Job habe, für den er dankbar sei. Womit er nicht zurechtkomme, seien seine Schlaflosigkeit und seine depressiven Gefühle. Als alle seine Wünsche an die berufliche Karriere erfüllt waren, holte ihn das ein, was er bisher bei sich übersprungen hatte: depressive Stimmungen und Ohnmachtsgefühle. Die Depression machte ihn darauf aufmerksam, dass sich nicht alles mit bloßem Willen planen und machen lässt. Es gibt im Leben auch noch andere Bereiche, die berücksichtigt, und Bedürfnisse, die beachtet werden wollen.

Elija reagiert auf seine Niedergeschlagenheit, indem er davonläuft. Er „geriet in Angst, machte sich auf und ging weg, um sein Leben zu retten". (1 Kön 19,3) Eigentlich läuft er um sein Leben. Doch in der Wüste setzt er sich unter einen Ginsterstrauch und wünscht sich den Tod. Er sagt sich: „Nun ist es genug, Herr. Nimm mein Leben; denn ich bin nicht besser als meine Väter." (1 Kön 19,4) Sich in der Wüste unter einen Ginsterstrauch zu legen, kommt einem Selbstmordversuch gleich. Elija hat keine Lust mehr zu leben. Er hat erfahren, dass er ja auch nicht besser ist als die anderen. Er hat die Baalspriester bekämpft. Jetzt erkennt er, dass er die gleichen Aspekte, die er bei ihnen bekämpft hat, selbst lebt. Viele, die einen spirituellen Weg gehen, haben gegen ihre Fehler mit Disziplin, Askese und Gebet angekämpft. Aber irgendwann erkennen sie, dass sie sich mit bloßer Willenskraft nicht zu anderen Menschen machen können. Die Enttäuschung über die eigenen Schattenseiten, die gerade auf dem Höhepunkt des Erfolges auftauchten, stürzt sie in die Depression.

Ein anderer Grund für die Erfolgsdepression ist, dass es plötzlich keine Ziele mehr gibt. Immer hat man ein bestimmtes

Ziel angestrebt. Jetzt, wo man es erreicht hat, gewissermaßen am Gipfel angekommen ist, ist erst einmal die Aussicht nicht so schön, wie man sie sich vorgestellt hat. Und man weiß nicht, was man nun tun soll. Es geht nicht mehr weiter. Und dort, wo man steht, kann man auch nicht bleiben. In so einem Augenblick tauchen Fragen auf: „Soll das alles gewesen sein? Was mache ich jetzt? Lohnt es sich überhaupt, weiter zu kämpfen? Bin ich die ganze Zeit einer Illusion erlegen? Warum empfinde ich keine Freude? Ich hätte doch allen Grund dazu." Man versteht sich selbst und die Welt nicht mehr.

Die Therapie, die die Bibel hier anbietet, können wir in der Geschichte des Propheten Elija erkennen. Da wird nicht darüber diskutiert, was er alles versäumt hat. Es wird auch nicht weiter auf seine Gedanken und Selbstgespräche eingegangen. Vielmehr kommt ein Engel, der ihn anrührt und anspricht: „Steh auf und iss!" (1 Kön 19,5) Das scheint keine sehr ausgeklügelte Therapie zu sein. Doch der Engel verweist Elija auf das, was ihn nährt. Er spricht ihn nicht wegen seiner Niedergeschlagenheit an. Er berührt Elija, bringt ihn mit seiner Kraft in Berührung und rüttelt ihn auf. Er soll sich erst einmal etwas gönnen, sich selbst spüren, indem er Brot isst und Wasser trinkt, das der Engel ihm bereitgestellt hat. Man könnte sagen, dass der Engel den Elija auf seine eigenen Ressourcen verweist. Er soll nicht auf seine Gefühle der Angst und Niedergeschlagenheit fixiert sein, sondern die Quellen entdecken, aus denen er bisher gelebt hat. Das Tröstliche für uns an dieser Geschichte ist, dass Elija isst und trinkt und sich dann wieder hinlegt. Anscheinend ist die Therapie fehlgeschlagen. Doch der Engel hat Geduld. Er kommt noch einmal, rührt Elija an und spricht: „Steh auf und iss! Sonst ist der Weg zu weit für dich." (1 Kön 19,7) Der Engel gerät nicht in Panik wegen Elijas Rückfall. Vielmehr tut er das Gleiche, was er schon getan hat, noch einmal. Und er gibt Elija eine Weisung. Er schickt ihn auf den Weg. Es ist nicht ein Weg des Erfolges. Vielmehr soll er noch tiefer in die Wüste hineingehen. Dort wird er fastend sich selbst begegnen, seine Wahrheit erkennen. Der Weg durch die Wüste soll Elija an den Gottesberg Horeb führen. Der Engel gibt dem Propheten also ein neues Ziel, aber eines, das auf einer anderen Ebene liegt, auf der spirituellen Ebene. Und er traut ihm etwas zu: ein vierzigtägiges Fasten und einen weiten Weg durch die Wüste. Auf diese Weise löst er ihn von seinen trübseligen Gedanken.

Doch die Therapie ist noch nicht zu Ende. Elija befolgt die Weisung des Engels. Er kommt zum Gottesberg Horeb. Dort übernachtet er in einer Höhle. Er sucht die Geborgenheit. Die Höhle ist ein Bild für den Mutterschoß. Elija möchte gleichsam wieder zurück in den Mutterschoß. Doch nun spricht nicht der Engel, sondern Gott selbst zu Elija: „Was willst du hier?" Und als Elija sich beklagt, dass er allein als Prophet übrig geblieben ist und man ihm nun nach dem Leben trachte, fordert Gott ihn auf: „Komm heraus, und stell dich auf den Berg vor den Herrn!" (1 Kön 19, 11) Gott geht nicht auf die Klage des Propheten ein, sondern fordert ihn auf, aus der Geborgenheit der Höhle herauszutreten, auszubrechen aus der mütterlichen Bindung und das Wehklagen des kleinen Kindes, das zu kurz gekommen ist, sein zu lassen. Elija soll sich dem Leben stellen, dem Gegenwind, den Auseinandersetzungen, die ihm bevorstehen. Und er soll sich auf den Berg stellen, auf dem Gott ihm selbst begegnet, aber nicht im Sturm, im Feuer oder im Erdbeben, sondern im leisen Säuseln des Windes. Elija muss sich vor den lauten

Auseinandersetzungen, die er bisher durchgestanden hat, zurückziehen und in der Stille auf Gottes Schweigen hören.

Wenn wir das auf unser Erleben übertragen, könnte es bedeuten: Wer an einer Erfolgsdepression leidet, muss sich zuerst seiner eigenen Wahrheit stellen. All das, was er vor lauter Streben nach Erfolg übersehen, verdrängt oder unterdrückt hat, muss er jetzt anschauen. Dann muss er sich über die Illusionen klar werden, die er mit dem Erreichen des Ziels verbunden hat. Der zweite Schritt besteht darin, die eigenen Ressourcen zu entdecken. Statt nur auf das Ziel zu schauen, soll ich mich fragen, woraus ich bisher gelebt habe und was ich von meinen Eltern her als Kraftquellen mitbekommen habe. Und ich soll mich diesen Quellen zuwenden, die mir gut tun, mich stärken und erfrischen. Der dritte Schritt: Ich muss mich weiter auf den Weg machen, aber nun nicht einfach auf dem Weg des Erfolgs voranschreiten oder auf der Karriereleiter höher steigen. Vielmehr brauche ich ein inneres, ein spirituelles Ziel. Die Möglichkeiten äußeren Erfolgs sind begrenzt. Mehr Wissen, ein noch besseres Prüfungsergebnis, mehr Geld, ein höherer Posten sind nicht ohne Weiteres zu erlangen. Also muss ich mich anders orientieren, damit das Blockierte in mir wieder zum Fließen kommt. Ich muss mich auf den Weg zu Gott machen, um ihn zu suchen mitten in meiner Ohnmacht und meiner Erschöpfung. Dann werde ich erfahren, was Gott im Propheten Jesaja denen verheißen hat, die auf ihn vertrauen: „Die Jungen werden müde und matt, junge Männer stolpern und stürzen. Die aber, die dem Herrn vertrauen, schöpfen neue Kraft, sie bekommen Flügel wie Adler. Sie laufen und werden nicht müde, sie gehen und werden nicht matt."
(Jes 40, 30f)

Im negativen inneren Zwiegespräch stecken bleiben

Die kognitive Verhaltenstherapie hat erkannt, dass negative Selbstgespräche häufig die Depression verstärken. „Depressive Menschen haben andauernd oder zeitweilig negative Gedanken über sich selbst und ihre Zukunft. Mit jedem negativen inneren Zwiegespräch verstärken sich die Gefühle der Depression und der Apathie." (Fairchild 23) Oft werden diese Selbstgespräche unbewusst geführt. Depressive Menschen reagieren auf jedes äußere Ereignis oft blitzschnell mit einer Deutung und einem inneren Zwiegespräch. Dabei fallen oft innere Worte wie: „Ich bin hilflos. Bei mir geht alles schief. Ich werde es nie zu etwas bringen. Mir gelingt nie etwas." Verhaltenstherapeutisch orientierte Psychologen versuchen, den depressiven Klienten ihre inneren Zwiegespräche bewusst zu machen und aufzuzeigen, wie irrational manche ihrer Annahmen sind. Im nächsten Schritt helfen sie ihnen, drei Aspekte auseinanderzuhalten:

„1. das Ereignis an sich, 2. ihre Gedanken, Interpretation und ihr inneres Zwiegespräch über das Ereignis, 3. ihre gefühlsmäßige Reaktion." (Fairchild 24) Wir meinen oft, das Ereignis an sich sei schon schlecht für uns und überfordernd. Wir merken gar nicht, dass es unsere Deutung ist, die oft kleine Geschehnisse aufbauscht und als Katastrophe erscheinen lässt. Wenn wir unsere inneren Zwiegespräche anschauen, entdecken wir häufig, dass wir alles negativ sehen und uns selbst häufig abwerten. Negative Gedanken können Depressionen hervorrufen oder verstärken. Aus diesem Grund ist die Arbeit an den Gedanken sehr wichtig. Dabei geht es nicht darum, die negativen Gedanken einfach durch positive zu ersetzen. Vielmehr geht es darum, mit den negativen Gedanken ins Gespräch zu kommen. Ich lasse sie zu und kann sie dadurch relativieren. Den Gedanken „Bei mir geht alles schief", kann ich z. B. darauf befragen, was genau schon alles schief gegangen ist und was aber auch gut gegangen ist. Dann wird sich herausstellen, dass das pauschale Urteil „Alles misslingt mir" nicht zutrifft. So sehe ich mein Leben in einem anderen Licht. Das ist sicher nicht der einzige Weg, Depressionen zu lindern oder zu heilen. Aber bei manchen Formen ist er sehr hilfreich.

In der Bibel begegne ich solchen negativen Selbstgesprächen vor allem beim Propheten Jeremia. In den sogenannten „Bekenntnissen" spricht er von sich und oft auch zu sich selbst. So hält der Prophet im 15. Kapitel des Buches Jeremia mit sich selbst Zwiesprache: „Weh mir, Mutter, dass du mich geboren hast, einen Mann, der mit aller Welt in Zank und Streit liegt. Ich bin niemands Gläubiger und niemands Schuldner, und doch fluchen mir alle." (Jer 15,10) Und etwas später fährt Jeremia fort: „Ich sitze nicht heiter im Kreis der Fröhlichen; von deiner Hand gepackt, sitze ich einsam; denn du hast mich mit Groll angefüllt. Warum dauert mein Leiden ewig und ist meine Wunde so bösartig, dass sie nicht heilen will? Wie ein versiegender Bach bist du mir geworden, ein unzuverlässiges Wasser." (Jer 15,17f) Während die erste Klage ein reines Selbstgespräch ist, wendet sich Jeremia im Vers 17f an Gott. Er drückt seine Enttäuschung Gott gegenüber aus. Darin besteht schon die Möglichkeit einer Verwandlung der Gedanken. Und Gott antwortet dem Propheten. Aber er antwortet anders, als wir uns das vorstellen: „Wenn du umkehrst, lasse ich dich umkehren, dann darfst du wieder vor mir stehen. Redest du Edles und nicht Gemeines, dann darfst du mir wieder Mund sein." (Jer 15,19) Gott geht also gar nicht auf das Klagen des Propheten ein. Er bedauert ihn nicht, bemitleidet ihn nicht. Er antwortet sehr nüchtern und fordernd. Jeremia soll umkehren, anstatt weiter zu klagen. Er soll sich zu Gott hin kehren. Dann wird seine Situation sich verändern. Gott verheißt ihm nicht, dass sein Leben einfach wird, dass er Erfolg haben wird. Nein, er mutet ihm zu, dass er weiterhin Verfolgung und Verleumdung erfährt. Aber er gibt ihm auch eine Verheißung: „Mögen sie dich bekämpfen, sie werden dich nicht bezwingen; denn ich bin mit dir, um dir zu helfen und dich zu retten." (Jer 15,20) Wenn der Prophet seine Situation anders deutet, dann ist sie nicht mehr so erschreckend. Die Deutung, die Gott ihm anbietet, lautet: „Ich bin mit dir, um dir zu helfen und dich zu retten. Wenn du das glaubst, dann verwandelt sich deine Situation. Dann wirst du dein Leben nicht mehr als katastrophal erleben. Dann werden die Bedrohungen von außen nicht mehr so riesig erscheinen."

Dass die Therapie Gottes fruchtet, zeigt das Bekenntnis des Propheten im 20. Kapitel. Da wendet sich Jeremia mit seiner Not an Gott. Er klagt ihn an. Aber indem er einen Adressaten hat, an den er sich in seiner Not wendet, keimt in ihm auch die Hoffnung auf, dass er diese Not bestehen wird. „Du hast mich betört, o Herr, und ich ließ mich betören; du hast mich gepackt und überwältigt. Zum Gespött bin ich geworden den ganzen Tag, ein jeder verhöhnt mich." (Jer 20,7) Aber im Laufe der Klage wandelt sich der Ton. Und Jeremia kann ausrufen: „Doch der Herr steht mir bei wie ein gewaltiger Held. Darum straucheln meine Verfolger und kommen nicht auf. Sie werden schmählich zuschauen, da sie nichts erreichen." (Jer 20,11) Was Gott dem Propheten im 15. Kapitel zugesprochen hatte, wird hier zur eigenen Erkenntnis und Erfahrung. Jeremia glaubt daran, dass Gott bei ihm ist. Und das schenkt ihm die Gewissheit, dass er seine Situation meistert, dass ihm das Gespött der Leute nichts mehr ausmacht. Er deutet nun seine Lage und sein Verspottet-Werden durch die Menschen anders. Er schenkt der Verachtung durch die Landsleute keine Beachtung mehr. Er gibt denen, die ihn verletzen, keine Macht mehr. Denn er weiß sich in Gott geborgen und von Gott getragen.

Die Therapie, die uns die Bekenntnisse des Propheten Jeremia gegen die Depression anbieten, besteht darin, dass wir alle Gedanken, die oft genug nur innerlich in uns sind, zum Ausdruck bringen. Statt nur zu grübeln und im Grübeln gefangen zu bleiben, ist es schon hilfreich, diese manchmal auch irrationalen Gedanken laut vor sich hinzusagen. Indem ich sie mit meiner Stimme höre, merke ich, dass sie übertrieben sind, dass sie der Wirklichkeit nicht angemessen sind. Der zweite Schritt besteht darin, diese Gedanken auch Gott zu sagen, mit Gott ins Gespräch zu kommen. Auch hier könnte lautes Beten helfen. Natürlich kann es genauso hilfreich sein, mit einem anderen Menschen – einer Freundin, dem Seelsorger, der Therapeutin – darüber zu sprechen. Im Gespräch mit dem anderen kann sich die Sichtweise wandeln. Und der dritte

Schritt besteht darin, sich an solche Worte zu halten, die Jeremia von sich sagt: „Der Herr steht mir bei." Oder: „Der Herr ist mit mir. Ich fürchte mich nicht. Was können Menschen mir antun?" (Psalm 118,6) Wenn ich mir diese Worte vorsage, kann ich vielleicht noch nicht daran glauben. Da sind noch Zweifel in mir, ob das wirklich stimmt. Ich muss diese Zweifel nicht verdrängen. Aber ich kann mir sagen: „Den Zweifel hebe ich für morgen auf. Heute tue ich einfach einmal so, als ob dieses Wort stimmt. Und ich lebe einfach unter der Voraussetzung, dass dieses Wort die Wirklichkeit richtig deutet. Ich werde dieses Experiment durchführen und schauen, wie es mir dabei geht."

Ich höre immer wieder Klagen, dass nichts gegen die Depression hilft: das Gebet nicht, der Glaube nicht, die Meditation nicht, die Therapie nicht. Die Methode, sich einfach an ein Wort der Bibel zu halten und so zu tun, als ob es stimme, entlastet uns von dem Druck, dass das Gebet sofort helfen muss. Aber sie lässt auch die Ausrede nicht gelten, dass ich nicht glauben oder beten kann. Ich muss gar nicht glauben und ich muss nicht beten können. Ich probiere es einfach einmal aus, mit einem Wort der Bibel durch den Alltag zu gehen. Ich beobachte, wie es mir dabei geht. Sicher wird dieser Weg nicht jedem helfen, der Depressionen hat. Aber gerade wenn wir voll sind von negativen Gedanken und ständig destruktive Selbstgespräche führen, kann diese Methode uns helfen, unser Leben einmal von einer anderen Warte aus zu sehen. Die neue Sichtweise führt dann auch zu anderen Gefühlen.

Manchmal allerdings gelingt es dem Depressiven einfach nicht, zu glauben oder einfach so zu tun, als ob der Glaube trägt. Wenn der eigene Glaube nicht mehr trägt, kann der solidarische Glaube der anderen eine Hilfe sein. Viele Menschen kommen zu uns ins Chorgebet unseres Klosters, nicht weil sie glauben oder die Worte der Psalmen mitbeten könnten. Oft sind ihnen diese Worte zu fremd. Aber sie setzen sich während unseres Chorgesangs in die Kirche, um an unserem Glauben Anteil zu haben. Sie tauchen ein in unser Gebet und lassen sich davon tragen. Sie kommen mit ihrer eigenen Sehnsucht zu glauben in Berührung. Viele erzählen mir, dass sie bei unserem Chorgebet gar nicht viel denken. Sie fühlen sich eingehüllt von einer Atmosphäre, die ihnen gut tut. Ein Mann, der vielen Konflikten an seinem Arbeitsplatz ausgesetzt war, drückte es so aus: „Nach 30 Minuten Psalmengesang fühle ich um mich herum einen Schutzschild." Wenn wir depressive Menschen begleiten, sollten wir weder sie noch uns selbst unter Druck setzen, sie zum Glauben zu bewegen. Manchmal hilft es, wenn wir stellvertretend für sie glauben und wenn wir darauf vertrauen, dass ihre Depression vergeht und dass Gottes heilende Gegenwart sie in ihrer Not umhüllt und irgendwann die Erstarrung der Depression löst.

Aus alten Mustern nicht herausfinden

C. G. Jung hat beobachtet, dass Depressionen häufig in der Lebensmitte auftreten. Sie sind dann ein Ansporn, neue Wege zu beschreiten, den Weg nach innen zu gehen. Doch viele Menschen verweigern diesen Schritt nach vorne. Sie hängen an ihrer Vergangenheit fest und versuchen, die Lebensmuster der ersten Lebenshälfte weiterzuführen. Doch das führt irgendwann zur inneren Erstarrung. Die Betroffenen tun zwar noch viel. Jung meint, solche Menschen würden in lauter Aktivität aufgehen, um ihre innere Leere zu verdecken und um mit gutem Gewissen den Schritt zu vermeiden, der eigentlich an der Reihe wäre. Häufig erzählen sie von den Großtaten ihrer Jugend, um ihrer hohlen Gegenwart auszuweichen. Depressionen treten nicht nur in der Lebensmitte auf, sondern immer dann, wenn ein neuer Schritt in eine neue Dimension unseres Lebens nötig wäre, etwa bei der Pensionierung oder auch, wenn uns der Ehepartner verlassen hat. Dann ist es wichtig, durch die Trauer hindurchzugehen und die Schritte zu tun, die uns zu einer neuen Lebendigkeit führen.

Die Bibel erzählt uns eine Geschichte solcher Erstarrung im Vergangenen. Gott will Sodom vernichten, weil die Sünde in dieser Stadt immer größer geworden ist. Zwei Engel besuchen

Lot, der sich in Sodom niedergelassen hat. Lot nimmt sie freundlich auf und bewirtet sie. Doch die Bewohner von Sodom wollen das Gastrecht missbrauchen und mit den beiden Gästen sexuell verkehren. Lot versucht, sie davon abzuhalten. Doch sie attackieren ihn und versuchen dann, die Tür aufzubrechen, die Lot hinter sich zugeschlossen hat. Die Engel schlagen die Bewohner mit Blindheit und ziehen mit Lot, seiner Frau und seinen Töchtern aus Sodom fort. Lot zögert noch. Da packen die Engel ihn und seine Frau und seine Töchter an der Hand und zerren ihn aus der Stadt. Dort sagen sie zu ihm: „Bring dich in Sicherheit, es geht um dein Leben. Sieh dich nicht um, und bleib in der ganzen Gegend nicht stehen!" (Gen 19,17) Lot und seine Familie gelangen schließlich nach Zoar, wo sie in Sicherheit sind. Und schon lässt Gott Feuer und Schwefel auf Sodom und Gomorra regnen. „Als Lots Frau zurückblickte, wurde sie zu einer Salzsäule." (Gen 19,26)

Wenn wir diese Geschichte auf dem Hintergrund der Depression auslegen, so wäre Sodom ein Bild für ein Lebensmuster, das nicht länger trägt. Es muss verbrannt werden, damit neues Leben möglich wird. Der bereits erwähnte Philosoph Friedrich Weinreb sieht in Sodom die Welt, die nach dem Prinzip lebt: „Mein ist mein und dein ist dein." (Weinreb, Schöpfung 532) Die Gegensätze zwischen mein und dein sind unvereinbar. Daher wehrt sich Sodom gegen die Gastfreundschaft, in der ich eins werde mit dem Fremden, mit dem Neuen. Sodom steht also für eine Welt, in der alles beim Alten bleiben muss, in die nichts Neues einbrechen darf. In psychologischen Begriffen ausgedrückt ist Sodom ein Bild für die erste Lebenshälfte, aus der wir auswandern müssen. Wir können nicht immer so weitermachen wie bisher und uns gegen das Neue sperren, das in unserem Unbewussten in uns einbricht und Aufmerksamkeit fordert. Wir würden sündigen, d.h. an uns und unserer Wahrheit vorbei leben. Wir würden unseren Auftrag verfehlen. Sodom hat sich überlebt.

Gott schickt seine Engel in die Stadt Sodom, um sie zu einem neuen Leben einzuladen. Die Engel sind seit jeher Traumboten. In Träumen meldet sich oft das Neue an, das Gott in uns wirken und zu dem er uns einladen möchte. Doch wenn wir uns gewaltsam wie die Bewohner von Sodom dagegen wehren, wenn wir der Engelsboten habhaft werden und sie in unseren Besitz bringen möchten, dann werden wir mit Blindheit geschlagen. Und wenn wir nicht ausziehen aus dem alten Bereich, gehen wir unter. Oder wenn wir nach dem Auszug zurückschauen und dem Alten nachtrauern, erstarren wir zur Salzsäule. Depression ist oft ein Ausdruck für eine Orientierung aufs Vergangene hin, die unfähig macht, den Schritt zu tun, der jetzt fällig wäre. Manchmal verfallen Menschen in die Depression, weil sie nicht bereit sind, das Alte loszulassen und in das neue Land zu gehen, das Gott ihnen verheißen hat.

So verstanden ist die Depression eine Einladung, über sich selbst hinauszugehen. Für C.G. Jung ist die eigentliche Therapie für den Menschen in der Lebensmitte die Religion, die ihn einlädt, „die verborgene Bedeutung, die hinter allem sich verbirgt, was er tut, sieht und ist, zu ergründen". (Zit. nach Fairchild 38) Die Religion hat die Aufgabe, uns über unsere egoistischen Wünsche und Ziele hinauszuführen. In der Bibel führt der Engel Lot und seine Familie in die kleine Stadt Zoar. Nach außen hin wird unser Leben enger. Wir können es nur angemessen leben, wenn wir den inneren Reichtum in uns entdecken. Oft trifft Menschen in der Lebensmitte eine Depression. Man könnte sie als eine Inkubationszeit verstehen, in der sich Neues in uns anmeldet und noch Ungelebtes ausgebrütet wird. Viele Dichter haben solche depressive Phasen wie einen Schub für neues persönliches Wachstum erlebt. Leo Tolstoi etwa musste immer wieder durch Phasen tiefer Depression hindurchgehen, bis er in seinem tiefsten Inneren etwas entdeckte, das für ihn und für die Menschen um ihn herum eine neue und wichtige Botschaft war. In diesem Sinn ist die Depression immer auch eine Lebenschance, wie der Psychologe Frederic Flach meint. Er spricht von dem „Dienst, den uns eine akute Depression erweisen kann. Sie macht uns auf langjährige selbstzerstörerische Muster aufmerksam, die jetzt erforscht und verarbeitet werden müssen ... Die Suche nach grandiosen Träumen und die Verfolgung unrealistischer Ziele, oder der Versuch, das Leben eines anderen zu führen, werden durch diese Gemütsverfassung gestoppt. Das ist die natürliche Art, unsere sinnlose Energieverschwendung zu beenden und uns Zeit zu geben zur Erholung und zur Rückbesinnung auf unser Lebensziel." (Zit. nach Fairchild 72f)

Lot musste erkennen, dass sein Aufenthalt in Sodom ein selbstzerstörerisches Muster war. Sodom wurde zerstört. Lot wäre untergegangen, wenn er dort geblieben wäre. Die Depression, die uns in der Lebensmitte überkommt, lädt uns ein, die Energie, die wir bisher für das äußere Leben eingesetzt haben, nach innen zu ziehen, um unser wahres Selbst zu finden. „Die Depression zwingt uns dazu, uns von unseren objektiven Aufgaben zurückzuziehen und uns darauf zu konzentrieren, was in unserem Inneren vorgeht." (Fairchild 73)

Wenn wir nicht bereit sind, uns von der Depression den Weg nach innen, in die Tiefen unserer Seele weisen zu lassen, sondern nur zurückschauen auf das, was wir verlassen haben, erstarren wir innerlich. Dann leben wir nach außen hin unsere alten Rollen weiter. Aber sie sind hohl geworden. Wir begegnen weder uns selbst noch den Menschen um uns herum. Wir spielen immer nur die alten Rollen. Und weil wir Angst haben vor der inneren Leere, müssen wir diese Rollen umso angestrengter und mit umso mehr Lärm leben. Das Salz, das unserem Leben eigentlich Würze geben möchte, wird zu einer starren Säule, die keinen Nutzen mehr hat.

Die Schuld für alles bei sich selbst suchen

Depressive Menschen leiden unter Schuldgefühlen. Sie suchen bei jedem Konflikt, der in ihrer Umgebung auftaucht, die Schuld sofort bei sich selbst. Vor allem bei älteren Menschen sind Schuldgefühle ein Hauptkennzeichen ihrer Depression. Wenn sie auf ihr Leben zurückblicken, sehen sie nur, was sie falsch gemacht haben. Sie zerfleischen sich oft in Schuldgefühlen und werfen sich vor, dass sie schlechte Menschen sind. Sie haben den Eindruck, dass sie nicht wieder gutmachen können, was sie verkehrt gemacht haben. Sie können oft nicht an die Vergebung glauben, weil sie von einem inneren Gesetz bestimmt werden, das ihnen vorschreibt, sie müssten ihre Schuld selbst abzahlen. Oft übertreiben sie die Fehltritte ihrer Jugend. Sie sagen sich und jedem Seelsorger, der ihnen dabei helfen will, an die Vergebung zu glauben: „Ich bin schlecht. Ich verdiene es nicht, glücklich zu sein. Ich muss für meine Sünden bestraft werden." (Fairchild 32)

Viele Christen, die ein negatives Gottesbild mitbekommen haben, kreisen ständig um ihre Schuld. Schon ihre depressiven Gefühle erleben sie als schuldhaft: Als Christen müssten sie doch fröhlich sein, sich freuen über die Erlösung durch Jesus Christus. Doch solche Selbstvorwürfe befreien diese Menschen nicht von ihrer Depression, sondern treiben sie noch tiefer in sie hinein. Es gibt pathologische und neurotische Schuldgefühle, die nichts mehr mit realer Schuld zu tun haben. Die betroffenen Menschen können oft nicht in der Bibel lesen, weil sie immer nur auf die Stellen stoßen, in denen von Schuld die Rede ist. Daher fühlen sie sich nach dem Bibellesen noch belasteter. Wenn sie im Gottesdienst die Predigt hören oder die Lieder mitsingen, dann ist ihr ganzes Bewusstsein auf Worte fixiert, die von Schuld sprechen. Um damit überhaupt leben zu können, überdecken sie die Schuldgefühle mit übertriebener Arbeitsamkeit oder durch Selbstzerstörung. Sie gönnen sich kein Vergnügen und wollen sich durch strenge Askese selbst von ihrer Schuld freikaufen. Normalerweise macht die Verankerung in einer Religion die Menschen weniger depressionsanfällig. Doch es gibt eine Art von Religiosität, die das Auftreten der Depression unterstützt. Es ist die Religiosität, die ständig um die Schuld kreist und den Menschen vermittelt, dass sie schlimme Sünder seien und jeden Augenblick Schuld auf sich laden. Für Menschen, die in religiösen Gruppierungen aufwachsen, die ihnen ständig Schuldgefühle einimpfen, gilt: Je religiöser, desto depressiver. Die Botschaft Jesu ist die Vergebung. Jesus hat den Menschen die barmherzige und vergebende Liebe Gottes verkündet, damit sie frei werden von ihrem inneren unbarmherzigen Richter, von dem rigorosen Über-Ich, das sie ständig verurteilt.

Eine dritte Gruppe von Menschen leidet an Depressionen, weil sie ihre Schuld verdrängt haben. Diese Menschen haben reale Schuld auf sich geladen. Doch sie stellen sich ihrer Schuld nicht. Sie beschwichtigen sich selbst damit, dass doch alle anderen es ebenso machen. Fairchild berichtet von einem Vertreter, der über depressive Gefühle klagte, über Antriebslosigkeit, Trägheit und Desinteresse an seiner Arbeit. Nach einigen Beratungsgesprächen gab er schließlich zu, dass er eine außereheliche Beziehung zu einer Arbeitskollegin hatte. Er meinte, das habe überhaupt nichts mit seiner Depression zu tun. Denn schließlich hätten viele Menschen Affären, das sei ja nichts Besonderes. Erst nach einigen weiteren Gesprächen „erkannte und durchlebte er seine Schuldgefühle und entschied sich dazu, seine außereheliche Beziehung zu beenden. Daraufhin verschwand auch seine Depression." (Fairchild 31) Manchmal weist eine Depression auf verdrängte Schuldgefühle hin. Dann besteht die Aufgabe darin, sich der Schuld zu stellen, an die Vergebung zu glauben, aber zugleich sein Leben wieder in Ordnung zu bringen.

Ruedi Josuran, der eingangs erwähnte Schweizer Journalist, der die Depression aus eigener Erfahrung kennt, schreibt von seinen Schuldgefühlen während der Depression: „Die Schuldgefühle waren in meinen depressiven Phasen jeweils sehr stark. Man hat das Gefühl – völlig irreal – dass man an irgendetwas schuld ist. Ich fühlte mich für jede Missstimmung in meiner Umgebung verantwortlich, respektive schuldig." (Josuran/Hoehne/Hell 144) Und er erzählt von einer engen christlichen Jugendgruppe, in der er sich mit 15 Jahren engagiert hat. Dort wurde ständig von Schuld gesprochen und von einem Gott, der bestraft. So fühlt man sich wegen aller möglichen Gedanken schuldig, die in einem hochkommen. Statt sich mit den eigenen Schattenseiten auszusöhnen, verurteilt man sich ihretwegen. Josuran schreibt: „Schuldgefühle können eine regelrecht zersetzende Wirkung zeigen. Sie fressen sich wie Säure im Gehirn fest." (Josuran 145) Häufig fühlen sich depressive Mütter und Väter schuldig, weil sie ihren Kindern nicht gerecht geworden sind. Und alle Versuche, ihnen deutlich zu machen, dass sie keinen Grund haben, alle Schuld auf sich zu laden, scheitern. Eine Mutter, die ihrem Sohn gegenüber Schuldgefühle empfand und oft mit Freunden darüber sprach, die ihr die Schuldgefühle nehmen wollten, schreibt: „Wenn es einem schlecht geht, kann man nicht daran glauben." (Ebd. 146)

In den Psalmen begegnen wir Menschen, die um ihre Schuld kreisen. Manchmal haben wir den Eindruck, sie übertreiben mit ihren Selbstvorwürfen. So klagt ein Beter in Psalm 38: „Weil ich gesündigt, blieb nichts heil an meinen Gliedern. Ja, meine Sünden wachsen mir über den Kopf, sie erdrücken mich wie eine allzu schwere Last. Stinkend und eitrig wurden meine Wunden wegen meiner Torheit. Gekrümmt bin ich, ganz tief gebeugt, den ganzen Tag geh ich trauernd einher. Denn voller Brand sind meine Lenden, nichts blieb gesund an meinem Fleisch. Ich bin erschöpft und ganz zerschlagen, in der Qual meines Herzens brülle ich auf." (Ps 38,4–9) Der Beter hat den Eindruck, dass seine Krankheit mit seiner Schuld zu tun hat. Und zugleich erlebt er sich und seinen Leib negativ. Die Schuld hat ihn nicht nur niedergebeugt, sondern auch seinen Leib mit eitrigen Wunden überzogen. Der kranke Leib wird ebenso abgelehnt wie das eigene, vermeintlich ausschließlich sündhafte Handeln.

Der erste Schritt der Heilung geschieht im Psalm, indem der Beter sich und die Situation, in der er sich aufgrund seiner Schuldgefühle befindet, Gott gegenüber zum Ausdruck bringt. Er wendet sich in seiner Not an Gott. Er hofft, dass Gott ihn sieht und seine Wirklichkeit richtig einschätzt, dass er vor Gott eine neue Sicht seiner selbst findet. Und er kommt mit der Sehnsucht in Berührung, die in seinen Schuldgefühlen steckt, der Sehnsucht, von Gott ganz und gar geliebt zu werden und sich selbst lieben zu können. So betet er: „Vor dir, o Herr, liegt offen all mein Sehnen, mein Seufzen ist dir nicht verborgen." (Ps 38,10) Er schildert Gott nochmals seine Bedrängnis durch die Frevler, sein Verlassensein von Freunden und Gefährten. Aber dann bekennt er mitten in seiner Not: „Auf dich, o Herr, setze ich meine Hoffnung. Du bist es doch, der Antwort gibt, Herr, du mein Gott!" (Ps 38,16)

In der Begleitung depressiver Menschen, die von Schuldgefühlen innerlich zerrissen sind, hilft es nicht, die Schuldgefühle zu verharmlosen oder zu vermitteln: „Du brauchst dich nicht schuldig zu fühlen. Das ist keine Schuld." Wenn ich so reagiere, fühlt sich der Depressive nicht ernst genommen. Ich muss seine Schuldgefühle ernst nehmen und mit ihm darüber sprechen. Wenn er über seine Schuldgefühle sprechen kann, wird im Gespräch oft eine neue Sichtweise möglich. Auf einmal spürt er, dass er nicht allein schuld ist an dieser oder jener Situation. Und vielleicht tauchen auf dem Grund seiner Schuldgefühle andere Gefühle auf: die Ohnmacht, so zu leben, wie er gerne möchte; Wut gegen sich selbst, weil er die eigenen Idealbilder nicht zu verwirklichen vermag; ein schwaches Selbstwertgefühl; Enttäuschung über Gott; Neid auf die, denen es besser geht; der Ehrgeiz, alles richtig zu machen und der Ärger über eine Erziehung, in der ihm von den Eltern immer wieder Schuldgefühle vermittelt wurden. Wenn wir über diese Gefühle sprechen, dann relativieren sich die Schuldgefühle. Und dann erst kann ich mit dem betreffenden Menschen von der Vergebung Gottes sprechen und davon, dass er sich selbst vergeben solle, um sich zu befreien von dem Ballast an Schuldgefühlen, den er mit sich herumschleppt und der ihn niederdrückt.

Sich selbst zu vergeben fällt depressiven Menschen am schwersten. Bloße Aufforderungen helfen da oft nicht weiter. Rituale sind eine gute Hilfe, um die ständigen Selbstvorwürfe loszulassen. Da ist einmal das Ritual der Beichte, in dem der Priester dem Beichtenden die Hände auflegt und ihm in der Vollmacht Jesu die Vergebung zuspricht. Nicht jedem ist das Ritual der Beichte zugänglich. Es gibt auch die Möglichkeit, das Schuldgefühl oder die Belastung auf einen Stein zu schreiben oder zu malen und ihn dann kraftvoll in einen See oder Fluss zu werfen. Oder man schreibt das, was man sich vorwirft, auf und verbrennt dann das Geschriebene oder vergräbt einen Gegenstand, der symbolhaft für die Schuld steht, in der Erde und pflanzt darüber einen Baum oder Blumen. Das, was dann dort wächst, erinnert daran, nicht mehr in der vergangenen Schuld zu wühlen, sondern sie für immer begraben sein zu lassen: Die Schuld hat sich verwandelt zu etwas, das Frucht bringt und zum Segen für andere wird.

Im Leben nicht heimisch werden können

Der Schweizer Psychiater Daniel Hell hat am Anfang seiner ärztlichen Tätigkeit bei vielen Depressionen Schuldgefühle als Ursache erkannt. Doch heute – so meint er – hat sich das Blatt gewendet. Heute sei es oft die Wurzellosigkeit, die die Menschen depressiv mache. Die immer größer werdende Mobilität führe dazu, dass sich die Menschen wurzellos fühlten. Sie können nirgendwo mehr heimisch werden, Wurzeln schlagen, aus Angst, dass der Baum, den sie gepflanzt haben, schon nach kurzer Zeit wieder herausgerissen wird. Auf diese Weise verlieren sie nicht nur die äußere, sondern auch die innere Heimat. Depression ist dann oft ein Hilfeschrei der Seele nach gesunden Wurzeln, nach einem Grund, auf dem man sein Leben bauen kann, und nach Heimat, in der man sich aufgehoben und geborgen weiß.

Die Journalistin und Psychologin Ursula Nuber hat die Auswirkungen der beruflichen Mobilität auf das Miteinander und auf die seelische Stimmung wie folgt beschrieben: „Ortswechsel machen es immer schwerer, langfristige Freundschaften und Beziehungen einzugehen und aufrechtzuerhalten. Wer aber immer wieder neu anfangen muss, hat für die Menschen, die er trifft, keine Vergangenheit. Es gibt keine gemeinsame

Geschichte, die Geborgenheit und Vertrauen schafft." (Nuber 29) Diese emotionale Entwurzelung ist der Nährboden für Depressionen. Nuber zitiert den Philosophen Joachim Ritter: „Zukunft braucht Herkunft." Wer keine gemeinsame Vergangenheit mehr mit anderen hat, wer seine Identität ein Stück weit verloren hat, der tut sich schwer mit dem ständigen Wechsel in seiner Umgebung. Gerade in einer immer mobiler werdenden Welt brauchen wir gesunde Wurzeln, die Identität stiften, die uns zeigen, woraus unser Lebensbaum seine Kraft zieht.

Die Bibel spricht immer wieder von Menschen, die keine Wurzel haben. Der Prophet Hosea lässt Gott über Efraim sprechen: „Efraim ist zerschlagen, seine Wurzeln sind verdorrt, sie bringen keine Frucht mehr hervor." (Hos 9,16) Ein ganzes Volk ist wurzellos geworden, weil es sich von Gott abgewandt hat. Es ist innerlich verdorrt und bringt keine Frucht mehr hervor. Auch in unserer Zeit können wir sehen, dass die Depressionen zunehmen, wenn das religiöse Fundament immer brüchiger wird. Daher ist es wichtig, seine Wurzel nicht nur in einem bestimmten Heimatort zu suchen, sondern letztlich in Gott. Wer nur aus sich heraus Kraft bezieht, dem geht sie irgendwann aus. Wir müssen unsere Wurzeln tiefer gründen lassen, damit sie aus dem göttlichen Wurzelgrund ihre Lebenskraft beziehen. Allerdings braucht auch die göttliche Wurzel eine Gestalt. Wir haben etwas von Gottes Segen in unserer Kindheit gespürt durch die gemeinsamen Gottesdienste und Rituale. Daher ist es wichtig, dass depressive Menschen sich wieder an das erinnern, was sie als Kind getragen hat, wo die gemeinsamen Gebete und Rituale Halt gegeben haben. Ich erlebe viele Menschen, die in verschiedenen Religionen nach einem spirituellen Halt suchen, aber ihre eigenen religiösen

Wurzeln verloren haben. Viele dieser Menschen machen sich heute neu auf die Suche nach den eigenen spirituellen Wurzeln. Sie spüren, dass sie daraus Nahrung und Hoffnung schöpfen können.

Efraims Wurzeln sind nicht nur verdorrt, weil das Volk sich von Gott abgewandt hat, sondern auch, weil es sich von seiner eigenen Vergangenheit abgeschnitten hat. Das Volk hat eine Geschichte, eine Kontinuität. Und zum Volk Efraim gehört seine religiöse Tradition. Die hat das Volk verlassen und gemeint, es könne seine eigenen Götter suchen, ohne seiner Geschichte treu bleiben zu müssen. Wenn Menschen ihre Geschichte vergessen, werden sie wurzellos. Manchmal ist die Depression ein Hilfeschrei der Seele danach, dass sie wieder Anschluss bekommt an ihre eigene Geschichte, aus der sie lebt, an die Geschichte der eigenen Familie und an die ihrer Heimat.

Jesus selbst spricht im Gleichnis vom Sämann von Menschen, die keine Wurzeln haben. Der Sämann sät seinen Samen aus. Ein Teil fällt auf den Weg. „Ein anderer Teil fiel auf felsigen Boden, wo es nur wenig Erde gab, und ging sofort auf, weil das Erdreich nicht tief war; als aber die Sonne hochstieg, wurde die Saat versengt und verdorrte, weil sie keine Wurzeln hatte." (Mt 13,5f) Auf Nachfrage der Jünger, was das Gleichnis bedeuten solle, antwortet Jesus: „Auf felsigen Boden ist der Samen bei dem gefallen, der das Wort hört und sofort freudig aufnimmt, aber keine Wurzeln hat, sondern unbeständig ist." (Mt 13,20f) Er spricht hier Menschen an, die schnell auf etwas anspringen, die euphorisch auf eine Predigt reagieren oder auf eine neue Methode des gesunden Lebens. Aber sie haben kein Durchhaltevermögen. Ihnen fehlen die Wurzeln, die in die Tiefe gehen. Man könnte sagen: Sie haben Angst vor ihrer eigenen Tiefe. Ihre Wurzeln reichen nur bis in die Gefühle hinein, aber nicht weiter. Und so verdorren diese Menschen schnell, wenn ihre Gefühle sie verändern.

Was gibt Jesus als Heilmittel für diese wurzellos gewordenen Menschen an? Im Gleichnis vermittelt er das Vertrauen, dass manches von Gottes Wort auch auf guten Boden fällt und Frucht bringt, „teils hundertfach, teils sechzigfach, teils dreißigfach" (Mt 13,8). Jesus rechnet damit, dass manche seiner Worte in uns auf felsigem Boden vertrocknen. Aber wenn wir tief in uns hineinschauen, dann werden wir auch in unserer Seele den guten Acker entdecken, der das Wort Gottes aufnimmt und Frucht bringt. Wir können die Worte Jesu aber auch noch anders verstehen. Es geht nicht nur um das Wort Gottes, das in mich hineinfällt. Es geht auch darum, wo ich mich selber einwurzele. Der Baum, der tiefe Wurzeln gräbt, steht an einem festen Ort. So brauchen wir immer wieder Orte, an denen wir innehalten, verweilen, damit wir in die eigene Tiefe hinabsteigen können, in uns hineinhorchen können auf das, was in der Tiefe unseres Herzens an Ahnungen, Sehnsüchten und zugleich Antworten auf die wichtigsten Fragen des Lebens in uns aufsteigt. In uns ist schon die Antwort auf die Frage, wie das Leben gelingt. Doch wenn wir immer nur im Äußerlichen suchen, auf das achten, was die andern sagen und was gerade Mode ist, dann verlieren wir den Kontakt zur Weisheit unseres eigenen Herzens.

Für den depressiven Menschen heißt das: Er soll den Hilfeschrei der Seele nach kräftigen Wurzeln hören. Dazu muss er zunächst still werden. Still kommt ja von stellen, stehen bleiben. Wer still werden will, muss stehen bleiben, muss das ständige Rasen etwa auf der Datenautobahn des Internet unterbrechen und in sich selbst suchen. Unterhalb der Depression wird er entdecken, dass in ihm ein Raum ist, in dem das Geheimnis wohnt, ein Ort, an dem er daheim sein kann. Dort kommt er in Berührung mit den heilenden Bildern seiner Seele. Das äußere Stehenbleiben ist nur die Bedingung dafür, dass er in sich die Wurzeln entdeckt, mit denen er sich eingegraben hat in das Erdreich seiner eigenen Seele, aber auch in das seiner Familiengeschichte. Wenn er mit den Wurzeln seiner eigenen Weisheit in Berührung ist, bekommt sein Leben wieder Würze. Dann schmeckt es ihm wieder. Aus Wurzeln werden seit jeher heilende Salben gewonnen. Wer mit den Wurzeln seiner Seele in Kontakt kommt, der entdeckt in sich heilende Kräfte, Worte und Rituale, die ihm die eigene Familiengeschichte bereithält.

Jesus hat das Bild des Felsens auch positiv verwendet, wenn er von dem Fels spricht, auf den wir unser Lebenshaus bauen sollen. Im Gleichnis vom Sämann ist der felsige Grund, auf den das Wort Gottes fällt, eher negativ gemeint. Er steht für die Verhärtung der Seele. Die Seele ist hart geworden wie ein Fels. Da dringt das Wort Gottes nicht hinein. Daher ist es Aufgabe des Menschen, das Erdreich seiner Seele aufzulockern, damit das Wort Gottes eindringen und Frucht bringen kann.

In unserem Recollectiohaus, einem Haus für Priester und Ordensleute, die ausgebrannt sind und etwas für sich tun wollen, laden wir die Gäste ein, ihren Lebensbaum zu malen und ihn dann in die Therapie oder in das geistliche Gespräch mitzubringen. Wie jemand seinen Lebensbaum malt, sagt sehr viel über seine Person aus. Aber es geht nicht nur darum, den Ist-Zustand eines Menschen, seine Wurzellosigkeit, seine Zerrissenheit, seine abgestorbenen oder verwundeten Äste zu betrachten. Vielmehr geht es darum, in der Meditation des eigenen Lebensbaumes seine Wurzeln tiefer in die Erde zu graben, damit sie dem Baum Halt geben. In der Tiefe sollen die Wurzeln auf Wasser treffen, damit der Baum nie verdorrt. Manchen unserer Gäste hilft es, in den Wald zu gehen, sich neben einen großen alten Baum zu stellen und sich vorzustellen, wie im Stehen die eigenen Wurzeln immer tiefer in die Erde eindringen, in die eigene Lebensgeschichte, aber letztlich auf den tiefsten Grund, auf Gott.

Unerfüllten Wünschen nachhängen

15

Depression entsteht nicht nur durch Verlusterfahrung. Oft ist sie auch Ausdruck dafür, dass man an längst überholten Wünschen festhält oder sich Illusionen über sein Leben macht. Das Gespräch mit depressiven Menschen zeigt oft unrealistische Maßstäbe, denen sie ihr Leben unterwerfen. So erzählte mir eine Frau, dass sie bisher ihr Leben gut gemeistert habe. Jetzt, kurz nach dem fünfzigsten Geburtstag, habe sie plötzlich mit Depressionen zu tun. Im Gespräch wurde klar, dass die Depression mit ihren übertriebenen Erwartungen an sich selbst als Mutter zu tun hatte. Sie wollte für ihre beiden Söhne immer eine perfekte Mutter sein. Da sie sich die Überforderung durch ihr eigenes Lebenskonzept nicht eingestehen konnte, hat ihre Seele mit einer Depression reagiert. Im Gespräch konnte sie das erste Mal dankbar sein für ihre Depression. Denn ohne die Krankheit hätte sie sich weiterhin heillos überfordert. Vor allem Menschen, die in einer Zeit wachsenden Wohlstands aufgewachsen sind, entwickeln oft zu hohe Erwartungen an das eigene Leben, an die Karriere, an das Familienglück: „Doch die Grenzen des Wohlstands sind längst erreicht, die Konkurrenz im Beruf nimmt ständig zu und die hohe Scheidungsquote signalisiert, dass auch das private Glück brüchig ist. Wenn ein Mensch erkennt, dass die Kluft zwischen den hohen Erwartungen und dem tatsächlich Erreichten unerträglich breit ist, wird er nicht selten depressiv." (Nuber 31)

Die Depression hat immer einen Sinn. Und wir sollten mit ihr ins Gespräch kommen. Wir sollten sie – nach einem Wort, das C. G. Jung zugeschrieben wird – als Gast zu Tisch bitten und hören auf das, was sie uns zu sagen hat. Oft wird uns die Depression darauf hinweisen, dass wir ein zu hohes Ich-Ideal und ein „grandioses Größen-Selbst" entwickelt haben. Wer sich ständig mit seinem eigenen Idealbild überfordert, kann depressiv werden. Infolge seines zu hohen Ideals fühlt er sich minderwertig, verachtet sich selbst und versucht, diese Selbstabwertung dadurch zu kompensieren, dass er übertrieben viel arbeitet und leistet. Doch auch dann läuft er Gefahr, in eine Erschöpfungsdepression zu geraten: Das überhöhte Ich-Ideal kann so in einen Teufelskreis der Depression führen.

Das Hören auf die Depression und ihre tieferen Gründe haben auch die frühen Mönche empfohlen. Evagrius Ponticus, einer der bekanntesten Wüstenväter, hat sehr scharfsichtig die Ursachen einer Traurigkeit beschrieben, die unserem Begriff der Depression in vielem nahe kommt: „Traurigkeit kann bisweilen entstehen, wenn der Mensch seine Wünsche nicht erfüllt bekommt. Manchmal tritt sie auch in Begleitung des Zornes auf. Entsteht sie als Folge nicht erfüllter Bedürfnisse und Wünsche, dann meistens auf folgende Weise: Ein solcher Mensch denkt zunächst an zu Hause, an seine Eltern oder an das Leben, das er früher geführt hat. Wenn er diesen Gedanken keinen Widerstand entgegensetzt, ja ihnen sogar bereitwillig folgt, oder sich sogar, wenn auch nur in der Vorstellung, Vergnügungen hingibt, dann nehmen sie ihn ganz in Besitz.

Schließlich aber verblassen diese Vorstellungen, an denen er sich ergötzte, und er versinkt in Traurigkeit. Seine gegenwärtigen Lebensumstände verhindern es ja, dass sie wieder Wirklichkeit werden. Und so wird jener unglückliche Mensch in dem Maße bekümmert, wie er sich solchen Gedanken ausliefert." (Evagrius, Praktikos, Kapitel 10)

Was Evagrius hier vor über 1600 Jahren beschrieben hat, sieht die kognitive Verhaltenstherapie heute ähnlich. Sie geht davon aus, dass die Depression vor allem durch negative Deutungen der gegenwärtigen Wirklichkeit und der zu erwartenden Zukunft entsteht. Aaron T. Beck, der Begründer der kognitiven Verhaltenstherapie, beschreibt die Zukunftserwartung eines depressiven Menschen wie folgt: „Er erwartet beständige Mühsal, Frustration und Benachteiligung. Wenn er in nächster Zukunft eine besondere Aufgabe zu übernehmen gedenkt, erwartet er einen Fehlschlag." (Beck 42) Man fühlt sich stark an die Worte des Evagrius erinnert. Für Evagrius sind die Gedanken an eine beschwerliche Zukunft Ausdruck der „Akedia", der Lustlosigkeit und Trägheit. In seinem Buch „Antirrhetikon", in dem Evagrius negative Gedanken aufzählt, die den Mönch von seinem Leben abhalten, schreibt er von der Seele, „die in der Akedia hoffnungslose Gedanken in sich aufnimmt, dass doch das mönchische Leben so mühselig sei und nur schwer auszuhalten" (Antirrhetikon VI, 14).

Die Depression, die Evagrius hier im Blick hat, ist bedingt durch eine Fehlinterpretation der momentanen Situation und durch ein Festhalten an unrealistischen Wünschen. Letztlich ist es ein Zurückschauen auf die Zeit der Kindheit, in der man alle Wünsche von den Eltern erfüllt bekam. Der Depressive ist nicht in der Lage, sich mit der Realität seiner gegenwärtigen Situation auszusöhnen. Das Frühere erscheint ihm besser. Alles Unglück scheint in der Gegenwart zu liegen. Doch die Flucht in die Vergangenheit macht ihn immer noch unglücklicher. Am Anfang kann das Zurückschauen durchaus gute Gefühle in der menschlichen Seele hervorrufen. Die Erinnerung an schöne Tage kann eine Hilfe sein, uns mit der Freude in Berührung zu bringen, die wir als Kind erlebt haben. Aber wenn wir an den vergangenen Erfahrungen festhalten möchten, dann schlägt das gute Gefühl in Traurigkeit um. Denn die Vorstellungen von der Vergangenheit verblassen. Wir können das Vergangene nicht mehr so intensiv erleben wie damals. Dann wird uns umso schmerzlicher unser gegenwärtiger Zustand bewusst. Und wir versinken in Traurigkeit. Die moderne Psychologie empfiehlt mitunter, uns an gute Erlebnisse unserer Vergangenheit zu erinnern, damit wir mit dem Potenzial unserer Seele in Berührung kommen. Aber dieser Weg ist nur dann hilfreich, wenn wir uns zugleich der Gegenwart stellen. Schauen wir jedoch immer nur zurück und wünschen uns, es sollte wieder wie früher sein, dann wird die Traurigkeit sich unserer Seele bemächtigen.

Evagrius beschreibt nicht nur die Ursachen der Depression, sondern auch ihre Auswirkungen auf unser Denken: „Die Traurigkeit schwächt den betrachtenden Verstand. Kein Sonnenstrahl durchdringt die Tiefe des Wassers und der Anblick des Lichtes erhellt nicht das verdüsterte Herz. Eine Freude für die Menschen ist ein Sonnenaufgang, aber eine betrübte Seele empfindet selbst dabei Missbehagen." (PG 79, 1157) Evagrius verfügte über einen genauen Blick auf die Menschen. An einer Depression Erkrankte können sich in der Tat an nichts freuen. Alles geht ihnen auf die Nerven. Kein gutes Wort und kein Licht einer liebevollen Zuwendung erreicht ihr verdüstertes Herz. Sie sind wie verschlossen. Ruedi Josuran hat diese Unfähigkeit, sich zu freuen, folgendermaßen beschrieben: „Man kann die positiven Aspekte, die der Alltag mit sich bringt, nicht mehr genießen. An einem Konzert von Bryan Adams im Hallenstadion war er plötzlich da, inmitten von größer Freude und Euphorie, die mich gepackt hatte und zwanglos tanzen ließ, kam der Gedanke auf, was wird wohl morgen mit deinem Leben sein. Dies kann einem die ganze Freude in dem Moment verderben." (Josuran/Hoehne/Hell 171)

Der erste Schritt der Heilung besteht darin, dass wir uns der Illusionen und unerfüllten Bedürfnisse bewusst werden, die auf dem Grund unserer Traurigkeit liegen. Wir haben in uns noch das unersättliche Kind, das stetig Zuwendung fordert, das gestreichelt werden und im Mittelpunkt stehen möchte. Sich einzugestehen, dass wir von allen geliebt sein möchten, dass wir diese kindlichen Wünsche in uns tragen, ist schmerzlich. Doch die Depression zwingt uns dazu, vor uns selbst zuzugeben, dass wir noch wie ein kleines Kind sind, das schreit, wenn es nicht bekommt, was es braucht. Wir sollen dieses verletzte und bedürftige Kind in uns nicht verurteilen, sondern uns jetzt, als Erwachsene, seiner liebevoll annehmen. Wenn wir uns ihm verständnisvoll zuwenden, wird es nicht mehr so laut schreien.

Der zweite Schritt der Heilung besteht darin, sich von diesem fordernden Kind und seinen Erwartungen zu dem göttlichen Kind in uns führen zu lassen, das voller Kreativität ist und uns zu unserem wahren Selbst führt. Jeder trägt in sich ein verletztes Kind. Wenn wir das verletzte Kind in uns beschützen, kommen wir auch mit dem göttlichen Kind in uns in Berührung. Es ist ein Bild für „das universelle Potenzial, das in jedem Menschen steckt" (Bradshaw 337), für die Quelle der inneren Erneuerung und für das einmalige und einzigartige Bild, das Gott sich von uns gemacht hat. Wenn wir mit dem verletzten und mit dem göttlichen Kind in uns in Kontakt treten, dann können wir uns von den Illusionen verabschieden, die wir uns vom Leben gemacht haben, von der heimlichen Idee, dass wir die besten, größten und fähigsten Menschen sind, denen alles glückt und auf die die Welt schon lange gewartet hat. Es sind oft grandiose Illusionen, die in unserer Seele schlummern. Sie loszulassen tut weh. Es ist ein schmerzlicher Prozess, sich mit seiner Durchschnittlichkeit auszusöhnen. Diese Aussöhnung gelingt nur, wenn wir mitten in der Banalität unseres Lebens auch an das göttliche Kind glauben, das in uns ist und uns in Berührung bringt mit unserem wahren Selbst, das heil und ganz ist, nicht beeinträchtigt von Selbstvorwürfen oder Schuldgefühlen, unangetastet von der Depression.

Für Evagrius gibt es noch einen dritten Schritt der Heilung. Er meint, die Ursache der Traurigkeit bestehe darin, dass wir an den Dingen dieser Welt festhalten, an den irdischen Vergnügungen, am Besitz, an unserem guten Ruf. Insofern geht es darum, sich von der Anhaftung an die Welt zu befreien. Evagrius' Rat hat durchaus Ähnlichkeiten mit den Weisungen, die buddhistische Mönche geben, um sich von der Gier nach immer neuen Befriedigungen zu befreien: „Der Mensch, der alle Freuden der Welt flieht, ist für den Dämon der Traurigkeit gleich einer uneinnehmbaren Festung. Denn Traurigkeit entsteht ja erst dadurch, dass einem Menschen die sinnenhafte Freude entzogen wurde, die er bislang genoss, oder dass er sie entbehren muss, wo er doch auf sie hoffte. Es ist unmöglich, diesen Feind zurückzuschlagen, wenn wir uns an die Dinge dieser Welt hängen, denn genau dort stellt er seine Fallen und die Traurigkeit entsteht der Dinge wegen, denen unsere besondere Zuneigung gilt." (Evagrius, Praktikos, 19. Kapitel) Die Worte des Evagrius mögen uns heutigen Menschen allzu weltfern und asketisch klingen. Aber wenn wir sie in unsere Zeit übersetzen, bleiben sie unvermindert aktuell. Im Gespräch mit der Depression sollten wir uns fragen, worauf wir unser Lebenshaus bauen. Ist es die Anerkennung und Zuwendung anderer Menschen? Sind es die Vergnügungen, die wir uns leisten? Ist es das Schlaraffenland unserer Kindheit, in dem uns alles in den Schoß fiel, was wir uns wünschten? Oder ist es mitten in der Welt und mitten in unserer oft banalen Alltagswirklichkeit nicht doch ein tieferer Grund, ein spiritueller Grund, letztlich Gott? Die Depression verweist uns auf die wahre Freude, die immer auch Ausdruck innerer Freiheit ist. Wer abhängig ist von der Erfüllung seiner Bedürfnisse und Wünsche, der reagiert immer traurig, wenn er nicht bekommt, was er gerne möchte. Wer jedoch innerlich frei ist, der ist fähig, sich am inneren Reichtum seiner Seele zu erfreuen. Die Traurigkeit wird nicht durch Askese allein vertrieben. Im Gegenteil, eine übertriebene Askese kann den Menschen noch mehr in Traurigkeit stürzen. Es geht vielmehr darum, die Quelle der wahren Freude zu entdecken. Und die ist in uns. Sie ist unabhängig von der Befriedigung unserer Bedürfnisse. Sie ist Ausdruck erfüllten Lebens.

Vom erlittenen Verlust innerlich gelähmt sein

Daniel Hell hat festgestellt, dass Depression oft an die Stelle der Trauer tritt. Wenn der erlittene Verlust zu stark ist, können wir uns manchmal unserer Trauer gar nicht stellen. Sie wäre zu schmerzlich. Sie würde uns den Boden entziehen, auf dem wir stehen. Wir meinen, Depression sei Ausdruck tiefer Trauer. Beides hat zwar nach außen hin Ähnlichkeiten. Aber im Tiefsten sind Trauer und Depression etwas völlig Verschiedenes. Menschen, die ihre Trauerarbeit gewissermaßen verschoben haben, werden oft apathisch und gefühllos. In einer Zeit des Machbarkeitsdenkens liegt die Annahme nahe, wir bräuchten nur positiv zu denken, dann ließen sich auch die Todesfälle in unserer Familie gut verarbeiten. In dieser Annahme ist für echte Trauer kein Platz. Doch das kann dazu führen, dass die verspätete Trauerreaktion zur Depression wird. Fairchild erzählt aus seinem eigenen Leben: Sein Vater starb, als er neun Jahre alt war. Da er der älteste Sohn im Haus war, wurde ihm Selbstkontrolle auferlegt. Er sollte Verantwortung für seine jüngeren Geschwister übernehmen. Darüber hinaus war die andauernde Trauer seiner Mutter für ihn so abschreckend, dass er die eigenen Gefühle des Schmerzes und der Traurigkeit verdrängte. Doch das führte später zu wiederkehrenden Depressionen und Gefühlen von Leere und Langweile. Erst als sein Hund starb, konnte die verdrängte Trauer sich endlich in unbegrenztem Weinen ausdrücken und langsam wurden seine Depressionen seltener (vgl. Fairchild 94).

Schon die frühen Mönche haben erkannt, dass Traurigkeit oft Ausdruck verdrängter Trauer ist. Sie unterscheiden zwischen Trauer (penthos) und Traurigkeit (lype). Evagrius meint, die Trauer würde in Tränen ausbrechen, während die Traurigkeit nur weinerlich sei. Traurigkeit ist Selbstmitleid. Ich kreise um mich und meine unerfüllten Wünsche. Ich sage mir ständig vor: „Keiner mag mich. Keiner kümmert sich um mich. Ich bin so allein." Der Traurige bleibt in seiner Traurigkeit stecken. Die Traurigkeit trocknet das Herz aus und raubt ihm seine Spannkraft. Die Traurigkeit lähmt und lässt uns erstarren, die Trauer dagegen befruchtet und macht lebendig. Ein Zeichen der Depression ist für Evagrius, ein hartes Herz zu haben, das keine Träne vergießen will. Der Trauernde geht jedoch durch die Tränen hindurch und wird dadurch innerlich gereinigt. Im frühen Mönchtum hat man das Loblied der Tränen gesungen. Tränen reinigen die Seele und befruchten sie. Tränen sind Ausdruck wahrer Gotteserfahrung. Aber in den Tränen begegne ich auch mir selbst und meiner Wirklichkeit. Die Mönche sprechen von der Trauer über das Zurückbleiben hinter den eigenen Idealen und hinter dem Bild, das Gott sich von jedem Menschen gemacht hat. Bei ihnen geht es weniger um die Trauer, die wir nach dem Verlust lieber Menschen durch den Tod empfinden, sondern um die Trauer um uns selbst. Sie sprechen von der Trauer um unsere Sünden. Damit tun wir uns heute eher schwer. Aber wir können sie auch als Trauer um die verpassten Gelegenheiten oder um unser ungelebtes Leben verstehen oder aber als Trauer über den Verlust eines lieben Menschen bei Trennung, Scheidung oder beruflicher Versetzung.

In der Trauer begegnen wir uns schonungslos, ohne Distanz zu uns selbst. Wir haben nichts mehr in der Hand, was wir zwischen uns und unsere innerste Wahrheit halten könnten. Alle Selbstrechtfertigungsversuche werden uns zerschlagen und alle Masken fallen. Für die frühen Mönche ist die Trauer die Bedingung dafür, dass ein neuer Mensch in uns entstehen kann, der Mensch, der ganz und gar nach Gottes Bild geschaffen ist. In der Depression ist die Seele tot. Durch die Tränen der Trauer wird die Seele, die tot war, auferweckt. André Louf, ein französischer Trappistenabt, schildert diese Erfahrung so: Der Trauernde „hat gelernt, vor Gott zusammenzubrechen, seine Maske und seine Waffen abzulegen. Schließlich findet er sich wehrlos vor Ihm, über nichts mehr verfügt er, um sich gegen Seine Liebe zu verteidigen. Er ist nackt und bloß. Seine Tugenden, seine eigenen Pläne, heilig zu werden, sind ihm aus der Hand genommen. Mühsam hält er nur noch sein Elend fest, um es vor der Barmherzigkeit auszubreiten. Gott ist wahrhaft Gott für ihn geworden." (Zit. nach Grün 29) Die Trauer, die in Tränen ausbricht, war im Mönchtum ein wichtiger Weg zur Selbst- und Gotteserkenntnis. Ohne Tränen – so meint Evagrius – könne man Gott nicht wirklich erkennen. Die Traurigkeit – oder in unserer Sprache: die Depression – verschließt uns dagegen vor Gott und auch letztlich vor uns selbst. In der Depression stehen wir gleichsam neben uns.

Der Heilungsweg für die Traurigkeit besteht also in der Trauer. Aber wir dürfen hier nicht bewerten. Die Mönche sprechen zwar vom Dämon der Traurigkeit. Aber das ist für sie keine Bewertung. Sie meinen nur, dass es in uns einen Hang zur Depression gibt, dass sie uns manchmal überfällt wie ein Dieb, der von außen in unser Haus einbricht. Wenn die Trauer um den Verlust eines geliebten Menschen die Seele überfordern würde, reagiert sie mit Depression. Ich bin einer Frau begegnet, die nicht weinen konnte, obwohl ihr ganzer Leib nach Tränen schrie. Sie hatte Angst, in Tränen zu versinken, wenn sie die Trauer wirklich zulassen würde. Es hatte wenig Sinn, die Frau aufzufordern, sie solle weinen. Sie wollte ja weinen, aber sie konnte es nicht. In der Eucharistiefeier, in der eine dichte Atmosphäre von Geborgenheit entstanden war, gelang ihr dies schließlich. Es braucht einen Schutzraum, der die Hemmung zu weinen auflöst. Aber wir müssen immer der Seele des Einzelnen vertrauen, dass sie dann weinen wird, wenn es für sie möglich ist. Wenn es geschieht, dann ist es oft ein Zeichen dafür, dass die Depression abzuklingen beginnt. Dann kann die Trauer einsetzen und die Seele heilen und lebendig machen.

Oft reagieren heute Menschen mit einer Depression auf die Trauer, weil ihre Umgebung Trauer ablehnt. Sie fühlen sich gleichsam aussätzig in einer Welt, in der man immer „gut drauf sein" muss. Sie müssen sich gewissermaßen durch die Depression schützen vor einer Umwelt, die die Trauer ablehnt. Ich darf eine depressive Frau dann nicht auffordern, sie solle die unterdrückte Trauer nachholen. Ich muss erst liebevoll ihre Depression verstehen. Ich kann sie fragen, was ihr so schwer fällt. Dann werden die Ereignisse zur Sprache kommen, die in ihr tiefe Trauer ausgelöst haben: der frühe Verlust des Vaters, die Erkrankung der Mutter, das Verlassenwerden

durch den Ehemann. Wenn ich der Frau eine Atmosphäre bie-
te, in der sie über solche Erfahrungen sprechen kann, ohne sich
bewertet zu fühlen, wird sie auch mit ihrer Trauer in Berührung kommen. Sie braucht einen, der ihre Trauer aushält, der
sie nicht mit frommen Worten zudeckt, sondern die abgrund-
tiefe Trauer versteht und dennoch weiter zu ihr steht. Trost
kommt vom Wortstamm „treu" und bedeutet eigentlich „innere Festigkeit". Trost vermag derjenige zu schenken, der einfach stehen bleibt beim Trauernden und ihm so Halt und
Standfestigkeit ermöglicht. Wenn es jemand bei mir und meinen Tränen aushält, dann wird sich die Depression in Trauer
verwandeln und mich in Berührung bringen mit dem Potenzial, das in meiner Seele steckt, mit neuer Kraft und neuer
Fantasie.

17 Keine Ruhe finden

Ein Symptom der Depression ist auch die innere und äußere Unruhe. Menschen, die an einer bipolaren Depression erkrankt sind (früher sagte man: manisch-depressiv) sind in ihrer manischen Phase von einer unerträglichen Unruhe beherrscht. Sie schlafen kaum und sind Tag und Nacht aktiv. Sie halten ihre Umgebung ständig auf Trab. Bei einer unipolaren Depression ohne manische Phasen kündigt sich ein depressiver Schub oft durch Schlaflosigkeit an. Und oft will eine übertriebene Aktivität die darunter liegende Depression überspielen. Die Psychologie spricht hier von „larvierter Depression", die sich entweder in übertriebener Hektik oder aber in einer psychosomatischen Krankheit ausdrücken kann. Die eingangs bereits erwähnte Journalistin Verena Hoehne zitiert eine neuere Untersuchung, die davon ausgeht, dass ein Drittel aller unbehandelten Depressionen sich verbirgt unter einer übergroßen Aktivität. Oft sind es aktive, sportliche und lebenstüchtige Menschen, die unter Depressionen leiden, die Depression aber unter der Decke ihrer vielfältigen Aktivitäten verstecken. Der Psychiater Stephan Volk schildert diesen Typ des Depressiven: „Das ist typisch für die aktiven Depressiven, sie begeben sich freiwillig in das Hamsterrad und rennen mit ungeheurer Energie gegen ihre Schwierigkeiten an, bis sie irgendwann die Kontrolle über das Tempo verlieren, vom Rad getrieben werden und um ihr Leben rennen müssen, um nicht zu stolpern und sich das Genick zu brechen." (Zit. nach Josuran/Hoehne/Hell 55) Die Unruhe eines depressiven Menschen zeigt sich nicht nur in übertriebenem Aktionismus, sondern auch in fahrigen Bewegungen und oft auch in der Unfähigkeit, sich auf eine Sache einzulassen. Sobald man zu lesen anfängt, schläft man ein. Oder die Lektüre wird langweilig und man greift schon zum nächsten Buch. Man liest hier und dort etwas, aber man kann kein Buch in Ruhe zu Ende lesen.

Evagrius Ponticus schildert die „Akedia", die innere Unruhe, recht humorvoll. Da ist ein Mönch, der in seiner Zelle anfängt, in der Bibel zu lesen. Doch schon wird er müde. Also legt er die Bibel zur Seite und nimmt sie als Kopfkissen. Er schläft ein. Doch es ist nur ein leichter Schlaf. Er stört sich an seinem zu harten Kopfkissen. So steht er auf und schaut aus dem Fenster, ob nicht ein Mitbruder kommt, um ihn zu besuchen. Dann schimpft er auf die hartherzigen Mitbrüder, die keine Zeit und kein Interesse für ihn aufbringen. Er schaut zum Himmel, ob es nicht bald 15:00 Uhr ist, die Stunde des Mittagsmahles. Er ist unzufrieden mit Gott, der heute die Sonne so langsam wandern lässt. Dann geht er zurück in seine Zelle, ärgert sich, dass sie zu feucht ist. Er stellt sich eine andere Behausung vor, in der er es bequemer hätte. Dann juckt ihn sein Mönchsgewand. Er möchte am liebsten aus der Haut fahren. Er hat keine Lust zu arbeiten, noch zu beten. Ja, selbst das Nichtstun wird ihm zur Plage. Evagrius spricht davon, dass der Dämon der Akedia der gefährlichste ist, weil er die Seele des Mönches entzweireiße. Er raubt ihm seine Mitte. Wer von dieser Unruhe getrieben wird, der ist nicht bei sich. Er ist überall und nirgends. Als ich diese alte Beschreibung der Akedia durch Evagrius einmal bei einem Kurs vorlas, meinte eine Frau, das sei die genaue Beschreibung ihres Mannes, wenn es neblig sei. Dann sitze er in der Küche und lese Zeitung. Er schimpfe über die Zeitung, die so einen Unsinn schreibe. Dann gehe er ins Freie. Doch schon nach wenigen Augenblicken komme er zurück, weil das Wetter so schlecht sei. Dann schaue er in die Kochtöpfe und herrsche die Frau an, warum sie ausgerechnet dies und jenes heute koche. Er setze sich wieder an den Tisch. Aber dort halte er es auch nicht lange aus. Der Mann ist für die Frau unausstehlich, weil er sich selbst nicht ausstehen kann. Er kann nicht bei sich bleiben. Ständig möchte er woanders sein. Aber wenn er dort ist, wo er es sich vorstellt, ist er auch nicht zufrieden.

Medizinisch hat man nachgewiesen, dass depressive Menschen aus dem normalen Rhythmus des Lebens herausgefallen sind. Sie wachen frühmorgens auf und können nicht mehr einschlafen. Oder sie kommen nicht aus dem Bett und bleiben lange liegen, ohne sich dabei zu erholen. Manche machen die Nacht zum Tag und umgekehrt. Bei der Mehrzahl der Betroffenen zeigt sich die Depression eher in körperlicher Erstarrung und Verlangsamung der Bewegungen und des Sprechens. Aber es gibt auch die andere Form der Depression, die sich in ständiger Unruhe ausdrückt. Papst Gregor der Große hat als Kennzeichen der Akedia, der inneren Unruhe, folgende Haltungen beschrieben: Verzweiflung, Entmutigung, Missmut, Verbitterung, Gleichgültigkeit, Schläfrigkeit, Langeweile, Überdruss, Unstetigkeit und Hast. Das alles sind auch Kennzeichen der Depression. Evagrius beschreibt die Krankheit der Akedia in seinem Buch „Antirrhetikon" so: „Die Seele ist krank und leidet, von der Bitternis der Akedia überflutet. In einem solchen Übermaß von Leid verlassen sie alle ihre Kräfte. Ihr Widerstandsvermögen ist drauf und dran, vor einem so mächtigen Dämon das Feld zu räumen. Sie hat den Kopf verloren und benimmt sich wie ein kleines Kind, das haltlos weint und ein Wehgeschrei anstimmt, als gäbe es keinerlei Hoffnung auf Trost mehr." (Antirrhetikon VI, 38)

Evagrius gibt vier Wege an, wie wir auf die Akedia reagieren sollen. Die erste Reaktion beschreibt er in Kapitel 27 seines Buches Praktikos: „Wenn die Akedia uns versucht, dann ist es gut, unter Tränen unsere Seele gleichsam in zwei Teile zu teilen: in einen Teil, der Mut zuspricht, und in einen Teil, dem Mut gemacht wird. Wir säen Samen einer unerschütterlichen Hoffnung in uns, wenn wir mit König David singen: Warum bist du betrübt, meine Seele, und bist so unruhig in mir? Harre auf Gott, denn ich werde ihm noch danken, meinem Gott und Retter, auf den ich schaue (Ps 42,6)." Es ist ein interessanter Rat, den uns Evagrius da gibt. Wir sollen die Seele gleichsam in zwei Teile teilen. Wir sollen also zugeben, dass ein Teil unserer Seele mutlos ist, depressiv und hilflos. Aber in uns gibt es auch noch einen anderen Teil, der gesund ist. Dieser Teil kann dem kranken Teil Mut zusprechen. Evagrius nimmt hier Bezug auf einen Psalmvers, in dem diese innere Teilung berücksichtigt ist. Da ist in mir ein betrübter und unruhiger Teil. Ich kann ihn nicht einfach unterdrücken oder abschneiden. Er will berücksichtigt werden. Ich schimpfe nicht gegen ihn, sondern spreche ihn liebevoll an: „Was bist du so betrübt, meine Seele?" Ich versuche meine depressive Seite zu verstehen. Zugleich aber verweise ich sie auf Gott. Ich stärke sie mit dem Zuspruch: „Harre auf Gott, denn ich werde ihm noch danken." Evagrius empfiehlt also einen Dialog mit meiner Depression. Im Dialog hat auch der depressive Teil sein Recht. Aber da in mir auch eine mutige Seite ist, wird die Depression mich nicht mehr vollständig im Griff haben. Mein gesunder Teil wird den ermatteten und mutlosen Teil in mir ebenfalls aufrichten und auf Gott verweisen, der mir zur Seite steht und mich stärkt.

Den zweiten Weg zur Heilung der Akedia beschreibt Evagrius so: „In der Stunde der Versuchung solltest du nicht nach mehr oder minder glaubhaften Vorwänden suchen, deine Zelle zu verlassen, sondern entschlossen dort bleiben und geduldig sein. Nimm einfach an, was die Versuchung über dich bringt. Vor allem sieh dieser Versuchung der Akedia ins Auge, denn sie ist die schlimmste von allen, sie hat aber auch die größte Reinigung der Seele zur Folge. Vor solchen Konflikten zu fliehen oder sie zu scheuen, macht den Geist ungeschickt, feige und furchtsam." (Praktikos, 28. Kapitel) Hier ruft uns Evagrius auf, bei uns selbst zu bleiben. Diesen Rat geben die Mönche immer wieder. Wir brauchen gar nicht zu beten. Aber wir sollen unsere Zelle nicht verlassen. Wir sollen geduldig bei uns ausharren. Dann kommt durch die äußere Bewegungslosigkeit auch in uns etwas zur Ruhe. Und wir sollen annehmen, was die Depression über uns bringt. Wir sollen ihr gleichsam ins Auge schauen, um sie zu verstehen. Was will sie mir sagen? Worauf weist sie mich hin? Was ist der tiefste Sinn meiner Unruhe? Offensichtlich bin ich noch nicht dort, wo ich hingehöre. Dabei geht es nicht um äußere Orte, sondern um den inneren Ort der eigenen Mitte. Ich bin noch nicht bei mir. So lädt mich die Unruhe ein, es bei mir selbst auszuhalten und meine innere Mitte zu finden, in der ich zu Hause bin. Wenn mir das gelingt und ich vor der inneren Rastlosigkeit nicht in äußere Unruhe ausweiche, dann reinigt das meine Seele. Die Depression nimmt mir alle Illusionen, die ich mir über mich selbst gemacht habe und die mein Denken trüben. Sie lässt mich klar erkennen, worum es in meinem Leben eigentlich geht.

Und noch ein dritter Weg wird vom Evagrius empfohlen: „Unser verehrter Meister der Askese (Makarios der Große), sagte einmal, dass der Mönch immer so leben sollte, als würde er morgen sterben. Gleichzeitig aber sollte er seinen Leib so behandeln, als hätte er noch ein langes Leben vor sich. Denn, so sagte er, ersteres wird ihm helfen, all das abzuwehren, was mit der Akedia zu tun hat, und in seinem mönchischen Leben immer eifriger zu werden. Letzteres aber wird seinem Leib die nötige Gesundheit erhalten für ein asketisches Leben." (Praktikos, 29. Kapitel) Der Gedanke an den Tod regt uns an, heute bewusst zu leben, den Geschmack des Lebens zu schmecken. Natürlich gibt es in der Depression auch die Tendenz, den Tod zu suchen und sich selbst das Leben zu nehmen, weil man es nicht mehr aushält. An diese Versuchung hat Evagrius sicher nicht gedacht. Er greift vielmehr die Übung des Mönchtums auf, sich täglich den Tod vor Augen zu halten. Das nimmt die Angst vor dem Leben. Der Gedanke an den Tod zeigt uns, dass unser Leben einmalig ist. Wir graben mit unserem Leben eine Spur in diese Welt ein. Es sollte eine Spur sein, die auch in anderen Leben weckt. So treibt uns der Tod dazu an, unserer innersten Berufung zu entsprechen und in diese Welt eine Spur der Liebe und des Lichtes einzugraben. Auf der anderen Seite sollten wir aber auch gut für uns sorgen. Weil unser Leib lange leben möchte, dürfen wir ihn nicht überanstrengen. Wir sollen vielmehr das Maß lernen, das ihm angemessen ist, damit er nicht zu weichlich wird, aber auch nicht durch überstrenge Askese Schaden erleidet. Oft vernachlässigen Depressive ihre Körperpflege. Evagrius empfiehlt, den Leib gut zu behandeln, ihn zu waschen, zu salben und sich gut anzuziehen. Hildegard von Bingen meint, wir sollten so mit unserem Leib umgehen, dass die Seele gerne darin wohnt.

Der vierte Weg der Heilung für die Depression besteht für Evagrius darin, nach außen Ordnung zu halten. Wenn schon die Seele nicht in Ordnung ist, so soll sie sich äußerlich eine gute Tagesordnung schaffen, damit das innere Chaos sich strukturieren kann. Wenn der Mönch eine konstruktive Spannung zwischen Arbeit und Gebet erzeugt und sinnvolle Rituale als strukturierendes Mittel für seinen Tag einsetzt, dann kann die Depression der Akedia geheilt werden: „Akedia wird geheilt durch Selbstüberwindung und dadurch, dass man alles mit großer Sorgfalt und Gottesfurcht tut. Zu jedem Werke setze dir Zeit und Maß fest und höre nicht eher auf, als bis du es vollendet hast, und bete häufig und innig, und der Geist der Akedia wird von dir weichen." (Evagrius, PG 79, 1160) Wenn ich depressive Menschen begleite, frage ich immer ganz konkret nach ihrem Tagesablauf: Wann stehst du auf? Wie beginnst du den Tag? Welche Rituale hast du am Morgen? Wie gestaltest du deine Arbeit? Wie hältst du deine Pausen? Und wie beendest du den Tag für dich? Tust du auch etwas für deine Bewegung?" Wie schon erwähnt, besteht ein wichtiger Weg der Heilung für depressive Menschen darin, dass sie mit sich selbst in Berührung kommen. Das kann mit Hilfe guter Rituale geschehen, die den Betroffenen ermöglichen, mitten im Alltag sich selbst zu spüren und eine heilige Zeit zu schaffen, die ihnen und Gott gehört und in der sie aufatmen können (oft haben depressive Menschen einen flachen Atem). Ein weiterer wichtiger Weg ist die körperliche Bewegung, damit man sich selbst in seinem Leib spüren kann. Depressive Menschen haben oft den Eindruck, dass sie sich selbst gar nicht spüren. Gelingt ihnen dies wieder, ist die Depression in ihrer Macht ein Stück weit gebrochen.

Eine Frau erzählte mir, dass sie jahrelang in Therapie gewesen sei. Aber das habe ihr in ihrer Depression wenig geholfen. Doch dann habe ein Therapeut mit ihr ein Jahr lang Rituale geübt. Sie habe ihren Tag immer mit den gleichen Ritualen strukturiert. Das habe sie geheilt. Ihr Bericht hat mich gefreut. Er zeigt, dass eine gute Strukturierung des Tages durch Rituale für viele depressive Menschen eine heilsame Wirkung hat. Das Ritual hilft nicht nur, den Tag und damit auch unser inneres Erleben zu strukturieren. Rituale sind zugleich die Vergewisserung, dass mein Leben gelingt. Natürlich wissen wir, dass vom Anzünden einer Kerze das Gelingen des Lebens nicht abhängt. Aber indem ich die Kerze anzünde, vergewissere ich mich, dass mein Leben – auch mit meiner Depression – unter dem Segen Gottes steht und gelingen wird.

Enttäuscht sein, weil die Depression wiederkommt

Ich treffe immer wieder gläubige Christen, die sich ständig Vorwürfe machen, weil sie von ihrer Depression nicht loskommen, und andere, die Gott anklagend fragen, warum er sie denn nicht von ihrer Depression befreie. Sie hätten doch schon so viel gebetet. Und alles sei letztlich nutzlos gewesen. Diese Frage berücksichtigt nicht, was Gottes Wille ist. Der Wille der Betroffenen ist es, von der Depression frei zu werden. Aber vielleicht ist es gerade Gottes Wille, dass sie in aller Demut ihre Krankheit annehmen und dass sie durch die Depression ihren Weg zu Gott finden.

Es ist nicht einfach, sich einzugestehen, dass man an der Krankheit Depression leidet und dass diese Depression möglicherweise lebenslang eine Begleiterin bleiben wird. Es wird Phasen geben, in denen es einem gut geht. Und es werden Zeiten kommen, da die Depression einen wieder fest im Griff hat. Es verlangt Demut, sich mit der Krankheit auszusöhnen. Und es ist ein Zeichen der Demut, zu akzeptieren, dass man täglich Medikamente einnehmen muss, damit die Krankheit nicht wieder Herrschaft über einen erlangt. Ich erlebe immer wieder Menschen, die die Medikamente absetzen, wenn es ihnen etwas besser geht. Sie meinen, sie hätten ihre Depression im Griff. Andere weigern sich, überhaupt Medikamente zu nehmen. Sie wollen nicht eingestehen, dass sie krank sind und medikamentöser Hilfe bedürfen. Es kostet Überwindung, sich zu sagen: „Ja, ich bin krank, ich bin depressiv. Ich brauche Medikamente. Ich werde zumindest eine Zeit lang damit leben müssen." Diese Art der Demut ist etwas anderes als die Einstellung, die die Depression als rein biologische Krankheit betrachtet, die man nur mit Medikamenten behandeln kann. Eine Depression, die medikamentöser Behandlung bedarf, ist eine Krankheit, die den ganzen Menschen betrifft und die eine Herausforderung an ihn bleibt, sich mit seinem depressiven Erleben auszusöhnen. Wenn ein Mensch von einer schweren Depression heimgesucht wird, dann ist er nicht in der Lage, seine gewohnte Leistung zu bringen. „Die Bremse ist angezogen, die zentrale Exekutive, irgendetwas, das in unserem Gehirn plant, entscheidet und agiert, ist ausgebremst." (Josuran/Hoehne/Hell 235) Daniel Hell plädiert dafür, auch die schwere Depression nicht „aus dem Leben zu nehmen und gleichsam nur als isolierte Erkrankung zu sehen" (ebd. 235). Vielmehr geht es darum, auch die schwere Depression in das Leben zu integrieren, als Teil meines Lebens zu sehen, der mich prägt und mich sowohl menschlich als auch spirituell herausfordert.

Demut ist etwas anderes als Resignation. Die Demut muss immer mit Hoffnung verbunden sein. Da ist einmal die Hoffnung, dass die Depression sich durchaus so therapieren lässt, dass man damit leben kann. Wir dürfen dem Kranken immer die Hoffnung vermitteln, dass sich die Bremse, die in der Depression angezogen ist, auch wieder lösen kann und dass er Zeiten durchleben darf, in denen die Depression keine Rolle spielt. Wenn die Depression therapieresistent zu sein scheint, dann ist es umso wichtiger, an der Hoffnung festzuhalten. Denn die Erfahrung zeigt, dass sogenannte chronifizierte Depressionen oft unterbehandelt sind. Oder es kommen körperliche Krankheiten, etwa der Missbrauch von Suchtmitteln oder schwierige soziale Umstände hinzu, die die Heilung oder Linderung der Depression erschweren. Kanadische Depressionsforscher sind überzeugt, dass es keine wirklich therapieresistenten Depressionen gibt: „Es ist eine therapeutische Tragik, dass Depressionen so ungenügend behandelt werden." (Zit. nach Hell 238) Manchmal machen Depressive so wenig Fortschritte, weil ihre familiäre Situation es nicht zulässt. Wenn die Familie allzu sehr auf Harmonie aus ist oder der Ehepartner die depressive Partnerin allzu ängstlich umsorgt, dann führt dies oft zu einem Festhalten an der Depression. In solchen Fällen müssten die familiären Verhältnisse genauer angeschaut werden. Es besteht immer Hoffnung, dass die Depression sich durch Medikamente und durch den Einbezug der sozialen Beziehungen in die Behandlung bessert.

Zur Demut gehört aber auch, sich einzugestehen, dass die Depression immer ein Thema bleiben wird. Demut meint den Mut, hinabzusteigen bis zur Erde (humilitas, das lateinische Wort für Demut, kommt von humus), hinabzusteigen bis in den tiefsten Grund der Seele. Für mich heißt das auch, die Depression nicht zu überspringen, auch nicht durch Frömmigkeit, sondern durch sie hindurchzugelangen in den Bereich jenseits der Depression. Aber der Weg in diesen inneren Raum, in dem Gott in mir wohnt, führt durch die Depression hindurch. Ich habe eine Schwester begleitet, die an Depressionen litt. Sie hatte gehofft, durch Therapie und geistliche Begleitung, durch ihre meditative Praxis und ihren spirituellen Weg nun endlich von der Depression frei geworden zu sein. Doch auf eine kritische Bemerkung einer Mitschwester hin fiel sie erneut in ein dunkles Loch. Sie war zutiefst enttäuscht und meinte, alles, worauf sie ihre Hoffnung gesetzt habe, sei ihr zerbrochen. Anscheinend helfe gar nichts gegen die Depression. Ich sagte ihr: „Du denkst, du könntest an deiner Depression vorbei zu Gott kommen. Aber dein Weg zu Gott führt dich durch die Depression hindurch. Du musst dir eingestehen, dass du empfindlich bist und ohnmächtig gegen diese depressiven Stimmungen. Wenn du dich damit aussöhnst, dann kann dich die Depression daran erinnern, in deine Dunkelheit hinabzusteigen und auf dem Grund der Dunkelheit und der inneren Lähmung und Traurigkeit Gott zu finden als den, der in dir verborgen ist und sich vor deinem begierigen Besitzenwollen verbirgt. Die Depression zeigt dir ein anderes Gottesbild als das, was du vordergründig hast. Du möchtest Gott für dich vereinnahmen. Du möchtest Gott benutzen, damit es dir besser geht. Das kann ich gut verstehen. Aber Gott ist unverfügbar. Deine Depression erinnert dich immer wieder daran, dich diesem unverfügbaren und unbegreiflichen, diesem dunklen und unerkennbaren Gott zu ergeben. Dann wirst du mitten in deiner Depression Frieden spüren. Du wirst frei sein von allen egoistischen Wünschen Gott gegenüber. So kann dir gerade durch deine Depression Gott auf neue Weise aufgehen.“

Wenn Menschen mitten in der Depression sind, fühlen sie sich wie in einem dunklen Loch. Und dieses dunkle Loch kann auch nicht erhellt werden durch fromme Gedanken. Das Gebet dieser Menschen, ihr Gottvertrauen, ihre spirituelle Sehnsucht scheinen nicht bis in diesen Grund vorzudringen. Sie fühlen sich von Gott völlig abgeschnitten. Wie sollen sie also mit ihrer Depression spirituell umgehen? Wenn sie im dunklen Loch sitzen, können sie nicht beten. Der einzige Weg, der ihnen bleibt, ist, sich daran zu erinnern, dass sie auch dort unten, wo nur Leere ist, von Gott gehalten sind. Die Theologin Ingrid Weber-Gast beschreibt, wie der Glaube im Erleiden ihrer Depression keine Rolle mehr spielte: „Mein Verstand und mein Wille mochten ihn wohl weiterhin bejahen, aber für mein Herz war er unerreichbar. Er war kein Trost, keine Antwort auf verzweifelnd quälende Fragen, keine Hilfe, wenn ich nicht weiter wusste. Ja, im Gegenteil: Nicht der Glaube trug mich, sondern ich musste noch den Glauben tragen." (Weber-Gast 32f) In dieser Situation helfen die Erfahrungen von Geborgenheit, die der Depressive früher gemacht hat, nicht weiter. Sie erreichen sein Herz nicht. Dem Kranken bleibt nichts übrig, als zumindest äußerlich am Glauben und den damit verbundenen Ritualen festzuhalten, in der Hoffnung, dass irgendwann ein Wort, ein Bild, eine Geste in seine innere Erstarrung eindringt und sie auflockert.

Falsche Versprechungen, dass Gebet und Meditation auch die schwere Depression heilen, helfen dem Kranken nicht weiter. Es geht vielmehr darum, sich in aller Demut mit seiner Depression auszusöhnen. Ich habe mir die Krankheit nicht ausgesucht. Aber sie ist mir offensichtlich zugemutet. Wenn ich sie annehme, kann ich daran wachsen. Ich höre dann auf, mir Vorwürfe zu machen. Und ich verabschiede mich von der Illusion, dass ich die Depression völlig abstreifen werde und sie mich nie mehr heimsuchen wird. Ich nehme sie an als das Kreuz, das Gott mir auferlegt. Ich hätte gerne ein anderes

Kreuz. Aber ich vertraue darauf, dass dieses Kreuz mich für Gott aufbricht und dass meine Depression mich auf dem geistlichen Weg zu dem unbegreiflichen Gott führt, der sich gerade am Kreuz Jesu, am Ort scheinbaren Scheiterns, als unendliche Liebe offenbart hat. Vielen depressiven Menschen hilft es, die Passion Jesu zu meditieren. Wenn sie etwa die Matthäuspassion oder Johannespassion von Johann Sebastian Bach hören, erleben sie sich zum Leben zugehörig. In der Musik wird das grausame Leid, das Jesus widerfährt, auf eine andere Ebene gehoben. So fühlen sich Depressive beim Hören der Musik verstanden und zugleich im Tiefsten angerührt. Indem ihre Depression in der Musik erklingt und zu schönen Tönen wird, kann Verwandlung geschehen. Im Hören und Meditieren der Passion spüren sie, dass ihre Depression ihnen ein tieferes Verständnis der Liebe ermöglicht, die in der Passion Jesu zum Ausdruck kommt.

Hilfreich kann auch sein, Zuflucht zu vorgeformten Gebeten zu nehmen. Die Psalmen bieten sich dafür an. Sie Psalmen schildern in eindrucksvollen Bildern das depressive Erleben. So finden depressive Menschen einen Weg, ihre Erfahrung auszudrücken, für die sie keine Worte finden. Wenn sie vor Gott verstummt sind, wenn sie nichts mehr spüren, dann können die Worte der Psalmen sie mit ihrer Angst und Traurigkeit, ihrer Verzweiflung und Trostlosigkeit in Berührung bringen. Wenn die eigene Erfahrung ausgesprochen wird, kommt der Depressive mit sich selbst in Berührung. Und wenn er mit sich in Berührung ist, ist schon eine Bresche in die Depression geschlagen, die sich ja gerade dadurch auszeichnet, dass man gar nichts mehr spürt, weder sich selbst noch die anderen. Natürlich ist das Beten der Psalmen keine Garantie, dass die

Depression sich aufhellt. Manchmal wird man diese Worte beten, ohne etwas zu spüren. Dann bleibt einem nur übrig, trotzdem die Psalmworte laut zu sprechen, in der Hoffnung, dass sie stimmen und dass sie eindringen in das Herz und noch tiefer in das Unbewusste, um im tiefsten Punkt der Dunkelheit ein Licht zu entzünden.

Für depressive Menschen, die keine Worte mehr für ihre innere Situation finden, bietet sich Psalm 88 an, um das depressive Erleben zum Ausdruck zu bringen. Darin heißt es:

„Herr, mein Gott, am Tag rufe ich dich, ich klage vor dir in der Nacht. Es dringe zu dir mein Gebet, neige dein Ohr meinem Flehen! Denn meine Seele ist gesättigt mit Leid, dem Totenreich ist nahe mein Leben. Ich werde zu denen gezählt, die fahren zur Grube, ich bin ein Mensch ohne Kraft. Mein Lager ist bereitet unter den Toten, gleich den Erschlagenen, die ruhen im Grab: deren du nicht mehr gedenkst, die keinen Teil mehr haben an deiner Sorge. Du warfst mich in die unterste Grube, in die Finsternis, in den Abgrund. Schwer lastet auf mir dein Unmut, all deine Wogen brechen herein über mich." (Ps 88,2–8)

In diesen Worten wird kein frommes Pflaster auf die ausweglose Not des depressiven Menschen geklebt. Vielmehr bieten die Worte dem Depressiven die Möglichkeit, sein Gestimmtsein vor Gott zur Sprache zu bringen. Indem er solche Worte betet, bekommt seine Depression ein Gesicht. Die Strukturlosigkeit und das innere Chaos, das der Depressive in sich erlebt, werden durch die Worte geformt und gestaltet. Indem der Depressive Gott gegenüber klagt, dass sein Leben dem Totenreich nahe ist, dass er schon dabei ist, in den Abgrund, in die tiefe Grube zu sinken, bekommt er wieder Boden unter die Füße. Die Worte, die sein Chaos ausdrücken, tragen ihn aus dem Chaos heraus.

Der Psalm endet nicht in Worten des Vertrauens, sondern in der Klage: Und: „Elend bin ich von Jugend auf und vom Tod bedroht, ich trug deine Schrecken und siechte hin. Die Glut deines Zornes ging hinweg über mich, vernichtet haben mich deine Schrecken. Sie umringen mich immerfort wie flutende Wasser, von allen Seiten bedrängen sie mich. Entfremdet hast du mich dem Freund und Vertrauten, und nur das Dunkel ist mir vertraut." (Ps 88,16–19) Indem der Depressive diese Worte spricht, zwingt er sich nicht, seine Depression spirituell zu überwinden. Er gibt ihr nur Ausdruck vor Gott. Er bleibt in seinem dunklen Loch. Aber er schreit. Er hält an dem fest, dem er sein Leid klagen darf. Das entlastet ihn. Indem seine Stimmung stimmig ausgedrückt wird, kann sie sich wandeln.

Wir Mönche singen diesen Psalm als Kompletpsalm am Gründonnerstag nach der Eucharistiefeier. Dort wurde der Altar entblößt und die eucharistischen Gaben in die Krypta gebracht. Jetzt beten wir gleichsam mit Jesus am Ölberg. Wir versetzen uns in seine ausweglose Situation der Verlassenheit. Aber indem wir gemeinsam mit ihm beten, fühlen wir uns verbunden mit allen Menschen, die Ähnliches erleiden. Und wir spüren beim Singen, dass wir ja selbst in uns solche Erfahrungen machen, wo nichts uns tröstet, wo wir nur noch verzweifelt sagen können: „Mein Vertrauter ist nur noch die Finsternis." Kein Mensch versteht mich mehr. Ich lasse meine Verlassenheit und Depression zu. Ich leihe ihr Worte. Die Worte drücken die Depression aus und erhellen sie zugleich. Denn Worte sind von ihrem Wesen her immer Lichtbringer.

Sehnsucht haben nach Innerlichkeit und Tiefe

Im Jahre 1928 hat der Religionsphilosoph und Theologe Romano Guardini in der Zeitschrift „Die Schildgenossen" einen Aufsatz veröffentlicht, den er dann 1935 in Buchform herausgegeben hat: „Vom Sinn der Schwermut". Guardini war damals führend in der Jugendbewegung. Er gestaltete die Treffen des Bundes Neudeutschland auf der Burg Rothenfels bei Marktheidenfeld. Dort war Fröhlichkeit angesagt. Die Treffen zeichneten sich aus durch Experimentierfreude auf dem Feld der Liturgie. Ernsthafte Diskussionen und fröhliches Singen und Tanzen wechselten sich ab. Guardini, dieser von der Jugend so geschätzte Priester, war jedoch nicht nur der fröhliche und mitreißende Jugendseelsorger. Er litt an seiner Schwermut. Während der fünfziger Jahre erlebte Guardini an der Universität in München den Höhepunkt seines Schaffens. Seine Vorlesungen im Audimax der Universität waren stets überfüllt. Doch manchmal klebte ein kleiner Zettel an der Tür, dass die Vorlesung ausfallen müsse. Guardini konnte dann nicht lesen, weil die Schwermut zu sehr auf ihm lastete. Sie begleitete ihn Zeit seines Lebens. Aber sie hat ihn nicht daran gehindert, wunderbare Vorträge zu halten und Bücher zu schreiben, die viele Menschen bereicherten.

Guardini schätzt zwar die Erfahrungen und Erkenntnisse der Psychologie. Aber die Schwermut ist ihm eine geistige Angelegenheit. Sie hängt mit den Tiefen des Menschseins zusammen: „Die Schwermut ist etwas zu Schmerzliches, und sie reicht zu tief in die Wurzeln unseres menschlichen Daseins hinab, als dass wir sie den Psychiatern überlassen dürften." (Guardini 7) Guardini beginnt sein Buch mit Zitaten des dänischen Religionsphilosophen Sören Kierkegaard, der ebenfalls an seiner Schwermut litt. Für Kierkegaard – so meint Guardini – war die Schwermut nicht nur „ein innerer Ton, der durch seine ganze Existenz hindurchschwang". Er hat sie vielmehr bewusst auf sich genommen „als Ausgangspunkt für seine sittliche Aufgabe, als Ebene für sein religiöses Ringen". (Guardini 7) Guardini beschreibt die Schwer-Mut als Schwere des Gemütes: „Eine Last liegt auf dem Menschen, die ihn niederdrückt, dass er in sich zusammensinkt; dass die Spannung der Glieder und Organe nachlässt; dass Sinne, Triebe, Vorstellungen, Gedanken erlahmen; der Wille schlaff, Drang und Lust zu Werk und Kampf matt werden." (Ebd. 24) Die Schwermut trifft vor allem sensible Menschen. „Diese Sensibilität macht den Menschen verwundbar durch die Erbarmungslosigkeit des Daseins. Und zwar ist es gerade das Unaufhebbare darin, was verwundet; das Leiden überall; das Leiden der Wehrlosen und Schwachen; das Leiden der Tiere, der stummen Kreatur." (Ebd. 25) Der Schwermütige empfindet in sich eine innere Leere. Für ihn wird seine Existenz als solche zum Schmerz.

Bevor Guardini auf den Sinn der Schwermut zu sprechen kommt, beschreibt er auch das Große und Kostbare, das in der Schwermut liegt: „Diese Schwere aber wiederum, diese dunkle Trauer trägt zuweilen unendlich kostbare Frucht: dass der Druck sich löst, dass die innere Eingeschlossenheit sich auftut, und dann jene Leichtigkeit des Daseins aufsteigt; jenes schwebende Gehobensein des ganzen Menschen; jene Durchsichtigkeit der Dinge und des Daseins; jene Klarheit der Schau und Unfehlbarkeit der Formung, wie sie wiederum Kierkegaard beschrieben hat." (Ebd. 41) Die depressive Seele drängt zur Innerlichkeit und Tiefe. „Es ist das Heimverlangen aus der Zerstreuung in die Sammlung des Inbegriffs. Aus der Preisgabe des äußeren Daseins in die Scheu und Hut des Heiligtums. Aus dem Oberflächlichen in das Geheimnis der Urgründe ..." (ebd. 42). Für Guardini ist die Schwermut im letzten Wesen „Sehnsucht nach Liebe" (ebd. 44). Und die Schwermut ist Verlangen nach dem Absoluten, zugleich mit dem Gefühl der Vergeblichkeit: „Das Verlangen nach der Fülle des Wertes und des Lebens, nach der unendlichen Schönheit, im tiefsten verbunden mit dem Gefühl der Vergänglichkeit, der Versäumnis, des Verlorenhabens, mit der unstillbaren Wehmut und Trauer und Ruhelosigkeit, die da kommt – das ist Schwermut." (Ebd. 47)

Der Sinn der Schwermut liegt für Guardini darin, dass sie Anzeichen dafür ist, „dass es das Absolute gibt". „Die Schwermut ist Ausdruck dafür, dass wir begrenzte Wesen sind, Wand an Wand mit ... Gott leben. Dass wir angerufen sind durch Gott; aufgerufen, ihn in unser Dasein aufzunehmen." (Ebd. 48) Für Guardini steckt in der Schwermut also eine spirituelle Aufgabe. Es geht ihm nicht darum, die Schwermut zu heilen, sondern in ihren tiefsten Sinn einzudringen. Die Schwermut erinnert uns daran, dass wir Menschen der Grenze sind. Wir leben im Grenzbereich zwischen Mensch und Gott. „Die Schwermut ist die Beunruhigung des Menschen durch die Nachbarschaft des Ewigen. Beseligung und Bedrohung zugleich." (Ebd. 49f) Nicht die Schwermut loszuwerden ist das Ziel des spirituellen Weges, sondern die böse in eine gute Schwermut zu verwandeln. Die böse Schwermut besteht für Guardini darin, sich selbst aufzugeben, in der Verzweiflung zu versinken. Man hat das Bewusstsein, versagt zu haben, verspielt zu haben, für immer verloren zu sein. Diese böse Schwermut soll in die gute verwandelt werden. Die gute Schwermut „ist die innere Bedrängnis, die aus der Nähe des Ewigen entspringt; daraus, dass es drängt, verwirklicht zu werden". (Ebd. 50) Der Weg von der bösen zur guten Schwermut führt für Guardini über die Reue, in der wir uns mit all dem Verfehlten unserer Vergangenheit in das Erbarmen Gottes stellen.

Für Guardini ist die Schwermut letztlich eine Einladung, über das Geheimnis des Menschen und seine Beziehung zu Gott und zur Welt nachzudenken: „Der Sinn des Menschen ist, lebendige Grenze zu sein und dieses Leben der Grenze auf sich zu nehmen und durchzutragen." (Ebd. 56) Der Mensch sehnt sich danach, mit Gott eins zu werden. Aber er kann nicht mit ihm verschmelzen. Er kann weder in der Natur aufgehen, noch in Gott. Er steht an der Grenze. Er ist Geschöpf. Er wird mit Gott eins im Akt der Anbetung und des Gehorsams, in dem er sich selbst vergisst und sich in Gott hinein ergibt. Die Schwermut erinnert den Menschen immer daran, dass er nicht einfach in der Natur versinken kann. Er lebt in der Natur und mit ihr, aber er übersteigt sie auch. Die Schwermut ist wie ein Stachel im Fleisch des Menschen, der ihn antreibt, über sich hinauszugehen und sich nach Gott zu sehnen, der allein seine tiefste Sehnsucht zu erfüllen vermag.

Guardini sieht in der Traurigkeit Jesu bis zum Tode, mit der er die Last der Schwere hindurch getragen hat, eine Antwort auf unsere Schwermut. „Erst im Kreuz Christi liegt die Lösung für die Not der Schwermut." (Ebd. 57) Wie Jesus sollen auch wir die Schwere unseres Daseins auf uns nehmen und uns mit ihr auf den Weg zu Gott machen. Und Guardini sieht in vielen kurzen Bemerkungen des hl. Paulus in seinen Briefen eine „Theologie der Schwermut", „verständlich freilich nur dem, ‚der erfahren hat'" (ebd. 57).

Was Guardini in seinem kleinen Buch vor 80 Jahren geschrieben hat, ist unvermindert gültig. Ich würde heute die psychologische Seite der Schwermut ernster nehmen, als Guardini es getan hat. Damals waren Theologie und Psychologie auch noch weithin gegnerische Disziplinen. Aber Guardini hat Recht, wenn er betont, dass die Schwermut nicht ein rein psychologisches Thema ist, sondern auch ein spirituelles. Sie ist eine Herausforderung an unseren spirituellen Weg.

Wir können uns nicht aussuchen, ob wir schwermütig sind oder eher von einer optimistischen Grundhaltung geprägt, ob wir hochsensibel sind oder eher standfest und weniger empfindlich. Es geht nicht um besser oder schlechter. Jeder muss die psychische Konstitution, die er mitbekommen hat, in seinen geistlichen Weg integrieren. Und er darf seinen spirituellen Weg nicht an seiner psychischen Verfassung vorbei gehen, sondern nur in demütiger Berücksichtigung seiner Gefühlslage. Dann wird die Schwermut nicht ein Hindernis auf dem Weg zu Gott sein, sondern uns ganz und gar auf Gott verweisen. Wir werden spüren, dass es vergebliche Mühsal wäre, die Schwermut loswerden zu wollen. Sie wird uns auf unserem

Weg zu Gott begleiten, unsere Illusionen von uns selbst und unserem geistlichen Leben zerbrechen und uns gerade so immer mehr für den unbegreiflichen Gott aufbrechen.

Unterwegs durch die „dunkle Nacht"
der Seele

In der Mystik sprechen wir seit Johannes vom Kreuz von der „dunklen Nacht" der Seele. Die Frage ist, ob die dunkle Nacht des Geistes und der Seele, wie sie Johannes vom Kreuz beschrieben und wie er und nach ihm viele Christen sie auf ihrem spirituellen Weg erfahren haben, identisch ist mit der Depression, ob sie Berührungspunkte mit ihr hat oder ob sie auf einer ganz anderen Ebene liegt. Sind die Ratschläge, die Johannes vom Kreuz denen gibt, die diese dunkle Nacht erfahren, hilfreich für den Umgang mit der Depression oder sind sie nur eine fromme Flucht vor einer psychischen Krankheit?

Zunächst gibt es in der Beschreibung der Depression und der dunklen Nacht Ähnlichkeiten. Sowohl in der Depression wie in der dunklen Nacht erfahren Menschen das Gefühl der eigenen Ohnmacht, der Wehrlosigkeit und Nacktheit, der Einsamkeit, Verlassenheit und Fremdheit. Sie fühlen sich wertlos, innerlich verkehrt, schuldig und sündhaft. Die Erfahrung ist geprägt von Angst, Trostlosigkeit und Sinnlosigkeit. Man erlebt in sich eine tiefe Finsternis (vgl. Ott 24–28). Johannes vom Kreuz stellt selbst oft eine Verbindung der Melancholie mit der dunklen Nacht her. Manche depressive Menschen machen die Erfahrung der dunklen Nacht. Und dann kommt es darauf an, wie sie sowohl die Depression als auch die dunkle Nacht deuten. Johannes vom Kreuz geht hart mit manchen Seelenführern zu Gericht, die weder eine Ahnung von Depression noch von dunkler Nacht haben. Manche geistliche Begleiter machen es wie die Freunde Hiobs. Sie meinen, die Erfahrung der dunklen Nacht sei nur Melancholie und Trübsinn. Oder aber eine Sünde oder ein Laster sei die Ursache für dieses Erleben. Doch mit solchen Deutungen schaden die Seelenführer nur. Sie stürzen Menschen in Verzweiflung oder Bitterkeit.

Die subjektive Erfahrung der dunklen Nacht kann geprägt sein von Angst und innerer Leere, und sie kann depressive Züge annehmen. Aber es gibt einen entscheidenden Unterschied zwischen der dunklen Nacht und der Depression: Der dunklen Nacht geht immer eine spirituelle Erfahrung voraus. Die dunkle Nacht ist vor allem ein geistliches Phänomen, das Menschen erleben, die sich auf den Weg zu Gott gemacht haben. Sie ist eine schmerzliche Erfahrung von Leere und Dunkelheit. Aber, so sagt Johannes vom Kreuz, sie ist nicht geprägt von Trübsinn oder Melancholie. Es braucht die Gabe der Unterscheidung der Geister, um die manchmal äußerlich sich ähnelnden Erfahrungen zu unterscheiden. Für mich ist es immer wichtig, zu sehen, ob jemand, der von der dunklen Nacht spricht, echte geistliche Erfahrungen gemacht hat und ob er sich seinem Alltag stellt. Die Depression hält uns oft davon ab, unseren Alltag zu bewältigen. Die Erfahrung der dunklen Nacht kann uns zwar auch in unserer Arbeit beeinträchtigen. Aber sie ist in erster Linie auf der spirituellen Ebene anzusiedeln und hindert uns normalerweise nicht daran, uns anderen Menschen oder der Arbeit zuzuwenden.

Briefe und Aufzeichnungen von Mutter Teresa, die erst 2007 einer breiten Öffentlichkeit bekannt wurden, zeigen, dass diese heilige Frau, die nach außen hin immer lächelte, von Erfahrungen der dunklen Nacht gequält wurde. Sie schildert ihr tiefes Verlangen nach Gott – „so tief, dass es wehtut – ein fortwährendes Leiden – und trotzdem nicht gewollt von Gott – abgewiesen – leer" (Mutter Teresa 199). Die Medien haben diese Erfahrung innerer Dunkelheit und Gottesferne mitunter dargestellt als Gegensatz zu dem, was die Heilige nach außen hin lebte. Doch für mich ist gerade die dunkle Seite ihrer Gotteserfahrung die Bedingung dafür, dass sie barmherzig sein konnte zu den Menschen, dass sie in jedem Menschen – auch in dem, der nach außen hin nichts von Gott widerspiegelte – das Antlitz Jesu Christi erkennen konnte. Mutter Teresa konnte sich den Menschen in Not zuwenden, weil sie die Not am eigenen Leib erfahren hat. Ihre Erfahrung der Gottesferne führte sie dazu, sich den Menschen zuzuwenden, die sich von Gottes Liebe ausgeschlossen fühlten. Ihnen wollte sie die Liebe Gottes bringen, nicht, weil sie diese Liebe immer in sich spürte, sondern weil in ihr eine tiefe Sehnsucht nach dieser Liebe war und die Hoffnung, dass diese Liebe sie auch dann begleitete, wenn sie sie nicht spürte. Tröstend war für Mutter Teresa auch, dass sie in ihrem inneren Leiden und Schwachsein die Erfahrung machen konnte, Gott letztlich näher zu kommen: „Zum ersten Mal ... bin ich jetzt dazu gekommen, die Dunkelheit zu lieben – denn ich glaube jetzt, dass sie ein Teil ist, ein sehr, sehr kleiner Teil der Dunkelheit und des Schmerzes Jesu auf Erden." (Mutter Teresa 243)

Das Ziel der dunklen Nacht ist die innere Läuterung des Menschen. Unsere Vorstellungen von Gott sollen gereinigt werden.

Wir sollen frei werden von der Tendenz, Gott für uns zu vereinnahmen, Gott zu benutzen, damit es uns besser geht, uns durch Gott als bessere Menschen zu fühlen und uns über andere zu stellen. Diese Funktion kann nach Johannes vom Kreuz auch die Depression haben: „Wenn auch die Trockenheit manchmal mit Melancholie oder einer anderen Gemütsart ... verbunden ist, so bewirkt sie deswegen die Reinigung des Gelüstes nicht in geringerem Maße; denn sie nimmt der Seele jeden sinnlichen Wohlgeschmack und richtet einzig und allein ihre Gedanken auf Gott." (Johannes vom Kreuz, zit. nach Ott 30) Für Johannes kann also die Erfahrung der dunklen Nacht durchaus mit der Depression verbunden sein. Die Depression unterstützt dann den spirituellen Reinigungsprozess. Umgekehrt ist Johannes davon überzeugt, dass die Depression durch die Erfahrung der dunklen Nacht geheilt werden kann. Die dunkle Nacht befreit die Seele von aller Anhänglichkeit. Die Depression, so wie die Wüstenväter sie verstanden haben, ist geprägt durch die Abhängigkeit von äußeren Dingen, von Wohlbefinden und Zuwendung. Die dunkle Nacht löst diese Abhängigkeit auf. Sie verweist uns ganz und gar auf den unbegreiflichen Gott. Diese innere Freiheit reinigt den Geist auch von trüben Gedanken. Für mich ist die Frage, wie wir diese Einsicht des spanischen Mystikers in unsere Zeit übersetzen und für unseren Umgang mit Depressionen fruchtbar machen können.

Zunächst sollten wir uns davor hüten, die dunkle Nacht entweder als rein psychologisches oder als rein spirituelles Phänomen zu betrachten. Die spirituelle Erfahrung hat immer auch eine psychologische Grundlage und umgekehrt. Daher sollen wir auch die Depression nicht als rein biologische oder psychologische Anormalität sehen. Sie hat immer auch eine spirituelle Dimension. Allerdings dürfen wir die Krankheit Depression nicht vorschnell spirituell überhöhen. Zu mir kommen manche, die an Depressionen leiden, ihre Situation aber sofort mit dem Bild der dunklen Nacht kommentieren. Ich habe mitunter den Eindruck, dass sie sich als etwas Besonderes fühlen, wenn sie von ihrer Erfahrung der dunklen Nacht erzählen. Sie bringen nicht die Demut auf, einfach einzugestehen, dass sie depressiv sind. Für mich ist bei den Menschen, die die dunkle Nacht der Seele erleben, immer beides vorhanden: eine große psychische Sensibilität und Vulnerabilität und zugleich eine echte spirituelle Erfahrung – die Erfahrung, dass Gott nicht einfach die Belohnung unseres geistlichen Bestrebens ist, sondern dass wir uns Gott nur nahen können, wenn alles Egozentrische in uns geläutert und im Dunkel der Nacht zunichte gemacht wird.

Und genauso gilt für die Erfahrung der Depression: Es gibt Depressionen, die einfach durch Medikamente gelindert werden müssen, weil sie sonst die Seele zum Erstarren bringen und sie unfähig machen, den Alltag zu bestehen. Aber in jeder Depression liegt auch eine spirituelle Herausforderung. Wenn Johannes vom Kreuz meint, dass auch die Melancholie die Seele von aller Anhänglichkeit und Gier reinigen möchte, dann heißt das für mich: Ich muss in aller Demut meine Depression annehmen. Ich soll aufhören, sie vorschnell zu deuten und mir selbst die Schuld für meine Depression zu geben. Ich soll mich vielmehr fragen, von welchen Vorstellungen und Illusionen mich die Depression reinigen möchte. Die Depression hinterfragt mein überhöhtes Selbstbild, dass ich perfekt bin, alle Erwartungen erfülle und bei allen beliebt sein muss. Aber sie reinigt mich auch von religiösen Illusionen, etwa von der Illusion, dass Gott alle meine Probleme löst und mich auf meine Fürbitte hin sofort von meiner Krankheit befreit. Sie konfrontiert mich mit meiner eigenen Ohnmacht. Ich kann Gott nicht mehr dazu benützen, dass es mir besser geht, dass ich innerlich gelassen werde und über den Dingen stehe. Ich kann mich nur in meiner Ohnmacht in Gott hinein ergeben. In dieser Ergebung werde ich innerlich frei von allem Ehrgeiz, von aller Ruhmsucht, von allem Selber-Machen-Wollen, frei von aller Sucht, vor den Menschen als spirituell und reif dazustehen, frei von der Tendenz, Gott für mich und meine Zwecke zu vereinnahmen. Die Depression vermag auf diese Weise nicht nur mein Selbstbild, sondern auch mein Gottesbild zu reinigen.

Es gibt viele Ähnlichkeiten zwischen Depression und dunkler Nacht, aber eben auch Unterschiede. Und es braucht ein feines Gespür, um beide auseinanderzuhalten. Die frühen Kirchenväter unterscheiden zwischen Finsternis (skotos = Finsternis der Seele) und Dunkelheit (gnophos). Auch im Deutschen kennen wir diese Unterscheidung. Finsternis ist immer negativ, Dunkelheit dagegen eher positiv. Bei den Kirchenvätern ist die Finsternis Folge der persönlichen Abkehr von Gott, während die Dunkelheit der Ort ist, an dem ich Gott in besonderer Weise erfahren kann. Ein wichtiges Kriterium, ob jemand an einer Depression leidet oder ob er gerade durch die dunkle Nacht geht, ist für mich seine innere Freiheit. Oft klagen depressive Menschen, weil sie nicht bekommen, was sie brauchen, weil sie keinen Freund oder keine Freundin haben, keinen Erfolg, keine Kraft. In der dunklen Nacht hänge ich nicht solchen Wünschen und Bedürfnissen nach. Da leide ich an einer inneren Leere. Ich spüre nichts mehr von Gott. Diese Nichterfahrung Gottes kann natürlich durchaus verbunden sein mit einem Sich-selbst-nicht-mehr-Spüren. Aber sie hat eine andere Qualität als die Depression, in der ich völlig von mir abgeschnitten bin und auch die Nähe eines anderen Menschen nicht mehr spüre.

Eines jedoch haben die Depression und die Erfahrung der dunklen Nacht für mich gemeinsam. Beide Erfahrungen sind immer auch Ausdruck eines ganz bestimmten Erlebens der sozialen und geistigen Umwelt. Elisabeth Ott hat am Beispiel Martin Luthers und Reinhold Schneiders gezeigt, dass die Erfahrung der Depression und der dunklen Nacht nie nur ein rein persönliches Problem ist, sondern immer auch das Aufarbeiten einer Situation, die ein ganzes Zeitalter betrifft. Martin Luther spricht bei sich nicht von dunkler Nacht, sondern von Anfechtung. Aber seine Erfahrung ähnelt der des hl. Johannes vom Kreuz. Luther hat offensichtlich die schwierige Beziehung zu seinem Vater in seinen Anfechtungen aufgearbeitet. Der strenge Vater machte es ihm schwer, an den barmherzigen Gott zu glauben. So kannte er in sich Hass gegenüber Gott und sah Christus immer wieder als strafenden Richter an. Durch die Anfechtung seiner Verzweiflung hindurch gelangte er zur Erfahrung des barmherzigen Gottes und Jesu als des Erlösers aus aller Schuld. Seine persönliche Erfahrung war immer wieder von depressiven Phasen gekennzeichnet. Doch es war nie nur eine rein private Erfahrung. Vielmehr erledigte er im Bestehen seiner Depression – wie es der amerikanische Psychologe Erik H. Erikson ausdrückt – die Schmutzarbeit seines Zeitalters. Luthers dunkle Nacht war zwar seine persönliche Erfahrung, aber zugleich „eingebettet in die kollektive Wirklichkeit – Leiden in der Welt, durch die Welt und wohl auch für die Welt" (Ott 61). Sein Leiden war immer auch stellvertretendes Leiden. Er hat in einer Zeit, in der man die Angst vor Gott durch rigorose kirchliche Gebote zu überwinden suchte, einen Weg durchlitten, der für seine Zeitgenossen heilsam und befreiend war. Aber er selbst musste auf diesem Weg Abschnitte von innerer Not und Entbehrung, von Leere und Verzweiflung durchschreiten.

Ähnlich beschreibt Elisabeth Ott die Erfahrung von Reinhold Schneider. Was er in seinem letzten Tagebuch „Winter in Wien" beschrieben hat, war seine persönliche Erfahrung, die er aufgrund seiner Krankheit und seiner depressiven Veranlagung gemacht hat. Aber Reinhold Schneider hat zugleich die Krankheit seiner Zeit durchlitten: das Leiden an der Geschichtslosigkeit, die kein Gespür mehr hat für den Weg, den die Menschheit durchwandert hat. Und er hat das Leiden an der Grausamkeit der Schöpfung, an der Absurdität der Geschichte und an der Oberflächlichkeit eines rein äußeren Glaubens stellvertretend für seine Zeitgenossen auf sich genommen. Reinhold Schneider erleidet die Glaubensnot seiner Zeit. Für ihn ist nur noch ein Glaube möglich, der durch das Grab geht: „sein Leben ist die geheimnisvolle, die unterirdische Agonie, sein Ort die Kapelle der Todesangst Christi" (Ott 93, Schneider 208). Reinhold Schneider hat in seiner dunklen Nacht die Nacht der Welt durchlitten, die Nacht des Glaubensverlustes, die Nacht der Sinnlosigkeit, der Grausamkeit, der geöffneten Abgründe. Er leistete für seine Zeit Trauerarbeit, Schmerzarbeit. Aber mitten in dieser dunklen Nacht kann er zugleich von sich schreiben: „Ich fühle mich grenzenlos frei. Aber ich weiß nicht mehr, was ich erlebe und was ich bin, immer glücklich und immer verloren, in seliger Übereinstimmung mit meinem Geschick." (Schneider 209) Dort, wo ihm alles genommen wird, selbst sein Glaube, den er während des Krieges in seinen wunderbaren Sonetten zum Ausdruck gebracht hat, fühlt er sich zugleich frei. Er steht nicht mehr unter dem Druck, den Menschen etwas beweisen zu müssen. Zugleich aber spürt er, dass die Fragen, die er sich stellt, ihn „isolieren und die Menschen enttäuschen oder verletzen" (Schneider 222). Dennoch weiß er, dass dieser Weg sein Weg ist, den er vor Gott und vor den Menschen gehen muss. So fühlt er sich mitten in der dunklen Nacht, mitten in seiner Hoffnungslosigkeit, in seiner Depression trotzdem frei und glücklich, aber zugleich verloren. Es ist eine eigene Form von Freiheit und Glück – nicht das Glück, das uns heute die Glückspropheten verheißen. Durch seine Erfahrung hindurch ist Reinhold Schneider frei geworden von allem, was er angestrengt erstrebt hat. Das Sich-Ergeben in Gott hinein hat ihn befreit und ihm mitten in seiner Depression eine Art Glück geschenkt.

Wenn wir die Erfahrungen Martin Luthers und Reinhold Schneiders auf unseren Umgang mit Depressionen beziehen, so ergibt sich für mich die Folgerung: Jeder Depressive erleidet nicht nur sein persönliches Schicksal, sondern hat ein besonderes Gespür für seine Zeit. Diese Einsicht könnte für viele Depressive ein Trost sein. Depressive Menschen fühlen sich ja oft ausgeschlossen aus der Gemeinschaft der Gesunden. Sie haben den Eindruck, dass sie etwas verkehrt gemacht haben oder selbst an ihrer Situation schuld sind. Und sie beklagen sich, dass ihre Krankheit sie von den Menschen isoliert und sie an einem sinnvollen Leben hindert. Wenn sie nun erkennen, dass das, was sie erleiden, ein Erleiden der Welt ist, stellvertretend für viele, die das nur ahnen, aber nicht im Innersten zulassen, dann erkennen sie in ihrer Depression einen Sinn und eine Aufgabe. Sie erleiden diese Depression, weil sie oft für die Probleme der Zeit sensibler sind als viele andere Zeitgenossen. Ihre Sensibilität ist aber auch eine Auszeichnung und nicht ein Fluch. Sie kann zum Segen für die Welt werden. Depressive Menschen sind manchmal ihrer Zeit voraus. Sie spüren schmerzlich, was diese Zeit braucht. Und so können viele depressive Menschen unserer Gegenwart auch benennen, was unserer Zeit gut tut.

Diese innere Verbindung der Krankheit mit der umgebenden Welt können depressive Menschen sich auch bewusst machen, wenn sie versuchen, ihre Depression zu überwinden. Im Versuch, die Krankheit zu überwinden, leisten sie gewissermaßen einen Beitrag auch für die sie umgebende Welt. Viele, die depressiv sind, erzählen mir, sie könnten gar nichts für die Welt tun. Sie wüssten nicht, welche Lebensspur sie in diese Welt eingraben sollten. Sie hätten genug mit sich selbst zu tun. Ich antworte diesen Menschen immer: „Du brauchst keine Spur der Fröhlichkeit in die Welt einzugraben. Aber wenn du dich aussöhnst mit deiner Depression und wenn du sie bewusst durchleidest, dann geht von dir Hoffnung für die Welt aus. Du reinigst an dem Ort, an dem du stehst, die Trübungen, die das Denken deiner Mitmenschen eintrüben, damit auch sie wieder mit Hoffnung in diese Welt schauen können. Du überwindest in deinem Heilungsprozess die Krankheit unserer Zeit und du bringst Hoffnung in die Hoffnungslosigkeit der Welt. Du stehst mit deiner Depression nicht außerhalb der Gesellschaft, sondern in ihrer Mitte. Du spürst stellvertretend für die anderen etwas, was viele lieber verdrängen."

Diese Gedanken lösen die Depression nicht auf. Aber mitten in der Depression schöpfen die Menschen Hoffnung und Vertrauen. Sie spüren, dass ihr Leben und auch ihre Depression einen Sinn haben, dass sie wichtig sind für diese Welt und eben nicht wert- und nutzlos, wie viele Depressive sich bezeichnen. Von Menschen, die sich mit ihrer Depression ausgesöhnt haben, geht oft etwas Geheimnisvolles und Tiefes aus. Sie vermitteln ihrer Umgebung, dass die Welt mehr als nur oberflächlich ist, dass das Leben eines Menschen ein abgrundtiefes Geheimnis ist, das keiner für sich allein auszuloten vermag.

Wenn wir diese Gedanken mehr auf einer psychologischen Ebene formulieren, so ließe sich sagen: Die Depressiven leiden an etwas, was unsere Zeit betrifft. Daniel Hell meint, dass die Depression oft ein Hilfeschrei der Seele gegen zu große Anforderungen an die Mobilität des Einzelnen ist. So ist die Zunahme der Depressionen eine Anfrage an unsere Gesellschaft, welche Strukturen sie bietet und ob sie die Menschen damit überfordert und krank macht oder ob sie Strukturen entwickelt, die den Menschen helfen, ihrem Wesen entsprechend zu leben. Andere Depressionen sind ein Protestschrei gegen die Haltung des „Alles ist machbar". In den USA ist die Methode des positiven Denkens weit verbreitet. Diese Technik hat sicher ihre guten Seiten. Doch wenn sie suggeriert, dass jedes Problem lösbar ist, wenn man nur positiv denkt, dann reagieren immer mehr Menschen, denen das nicht weiterhilft, mit Depressionen. Ihre Depressionen sind ein Protestschrei, den wir nicht überhören sollten. Auch wo unsere Gesellschaft allzu sehr um das Wohlbefinden kreist und Wellness und Gesundheit zu einer Art religiösem Gut erhebt, kann die Zunahme der Depressionen als Protest gegen diese einseitige Fixierung auf körperliche und geistige Fitness verstanden werden. Manchmal ist die Depression auch eine gesunde Reaktion angesichts einer unangemessenen Fixierung auf Erfolg und Gelingen. Die Depression lädt diejenigen, die an der heutigen Zeit und ihrer Prägung leiden, dazu ein, sich von der Macht der krankmachenden Haltungen in unserer Gesellschaft zu befreien. Und sie ist für die ganze Gesellschaft eine Herausforderung, ihre Maßstäbe zu überdenken und zu prüfen, wo sie die Menschen in die Krankheit treibt.

Und noch eine andere Herausforderung stellt die Depression: Sie verweist uns auf die psychologischen und medizinischen Wege, die die Wissenschaft heute kennt. Aber sie verweist uns darüber hinaus auf den spirituellen Weg. Letztlich führt uns die Depression – ganz gleich, ob sie nun die dunkle Nacht des Glaubens, eine depressive Episode oder eine wiederkehrende schwere Depression ist – immer zu den Grundfragen des Lebens: Woraus will ich leben? Was sind die Maßstäbe meines Lebens? Wie deute ich mein Leben? Was ist das Ziel meines Lebens? Man könnte sagen, die Depression stellt uns vor die drei Fragen, die die Gnosis als die zentralen des Menschseins formuliert hat: Wer sind wir? Woher kommen wir? Wohin gehen wir?

Die Depression ist eine Einladung, mich von allen Maßstäben, die meinem Wesen widersprechen, zu verabschieden, mich von allen Illusionen zu lösen, mit denen ich ein grandioses Selbstbild aufbaue. Sie fordert mich aber auch heraus, mich von allen Schuldzuweisungen und Fixierungen auf negative Deutungen zu befreien, damit ich immer mehr der werde, der

ich von meinem Wesen her bin, immer mehr zu dem ein-
maligen und ursprünglichen Bild gelange, das Gott sich von
mir gemacht hat.

Schluss

Der Blick in die Bibel und in die geistliche Tradition zeigt uns, dass wir auch dort wichtige Einsichten über das Wesen der Depression und den Umgang mit ihr finden können. Und er ermutigt uns, dass wir bei allem Ernstnehmen der zur Verfügung stehenden medizinischen und psychologischen Hilfen auch einen spirituellen Umgang mit der Depression wagen sollen. Der spirituelle Umgang überspringt nicht die psychologische Dimension. Aber er führt über sie hinaus. Jede Krankheit hat eine geistliche Seite. Die Depression ist wohl eine der größten Herausforderungen für unseren Glauben und unsere Spiritualität. Sie befreit uns von Illusionen über unseren geistlichen Weg. Sie läutert unser Selbst- und unser Gottesbild.

Die geistliche Tradition der Wüstenväter öffnet uns die Augen für die Illusion, dass wir die Depression einfach „wegbeten" könnten. Immer wenn wir den religiösen Weg als Kampfmittel gegen eine Krankheit einsetzen, wird er uns noch tiefer in die Krankheit führen. Wenn wir jedoch die Krankheit in den spirituellen Weg integrieren, dann verwandelt sie sich und kann oft genug auch geheilt werden. Die Wüstenväter verbieten uns den Weg der spirituellen Abkürzung, mit der wir die psychologischen und medizinischen Aspekte der Depression am liebsten überspringen möchten. Für mich war die Begegnung mit den Wüstenvätern eine große Hilfe, spirituelle und psychologische Methoden miteinander zu verbinden. Denn die Mönche in der Wüste haben sich ihrer Wahrheit gestellt und auf ihrem geistlichen Weg immer auch das psychologische und medizinische Wissen ihrer Zeit berücksichtigt. Das ist für mich zur Herausforderung geworden, auch heute alle Dimensionen im Umgang mit körperlicher und psychischer Krankheit zu berücksichtigen.

Manchmal erlebe ich Menschen, die ihre Depression rein spirituell heilen möchten, weil sie letztlich Angst haben, sich einer Therapie zu stellen und dort die Wahrheit über sich selbst zu erkennen. Jesus sagt uns, dass uns nur die Wahrheit wirklich freizumachen vermag (Joh 8,32). Es erfordert Demut, hinabzusteigen in die Abgründe der Depression, sich der Krankheit zu stellen und die medizinischen und psychologischen Hilfen anzunehmen, die die heutige Wissenschaft uns bereitstellt. Doch wenn wir diese psychologische Dimension ernst nehmen, dann sollten wir immer auch die spirituelle Dimension im Umgang mit der Depression berücksichtigen. Dabei geht es nicht darum, was gerade mehr zu heilen vermag: der spirituelle Weg, das Medikament oder die Psychotherapie. Alle drei Wege zusammen vermögen depressiven Menschen zu helfen und zu ihrer Heilung beizutragen, wobei sie sich gegenseitig unterstützen und verstärken.

Die Bibel und die spirituelle Tradition der Wüstenväter und der frühen Kirchenväter haben uns heilende und hilfreiche Möglichkeiten aufgezeigt, wie wir mit unserer Depression umgehen können. Entscheidend ist, dass wir nicht an der Depression vorbei zu Gott kommen, sondern durch sie hindurch. Dabei dürfen wir immer auch hoffen, dass Gott uns von der Depression befreit. Aber die Befreiung geschieht nie im Sinne eines bloßen Wegnehmens. Jesus nimmt den Kranken der Heilungsgeschichten nie wie ein Zauberer ihre Krankheit einfach weg. Er konfrontiert sie vielmehr immer mit der Krankheit und mit ihrer Einstellung zum Leben. Wir können sagen: Jesus zwingt uns, unsere Depression anzuschauen, unsere Lebensmuster wahrzunehmen, die sich in der Depression ausdrücken und unsere Wahrheit ihm hinzuhalten, damit er uns mit seiner Liebe dort berührt, wo der wunde Punkt in uns ist. Wenn wir uns dort berühren lassen, wo wir depressiv sind, dann kann das unsere Krankheit verwandeln. Denn das Wesen der Depression besteht ja auch darin, dass wir sie vor uns selbst, vor den anderen und vor Gott verbergen möchten. Doch je mehr wir sie verbergen, desto stärker verfolgt sie uns. Nur was aufgedeckt wird, kann erleuchtet und geheilt werden. Dort, wo wir uns von Jesus berühren lassen und wo wir den Mut haben, selbst in Berührung zu kommen mit uns und unserer Krankheit, kann Heilung geschehen.

So möchte ich mit diesem Buch den Lesern und Leserinnen Mut machen, sich ihrer Traurigkeit, Verzweiflung und Depression zu stellen, sie anzuschauen, sich damit auszusöhnen, nach ihrem Sinn zu fragen und sich mit der Depression Gottes Liebe auszusetzen in der Hoffnung, dass Gottes Liebe die Erstarrung auflöst und sein Licht die innere Finsternis erhellt. Und auch wenn die Depression immer wiederkommt, sollten Sie sich nicht als Versager fühlen, sondern sich mit ihr aussöhnen. Wenn Ihnen dies gelingt, leisten Sie damit auch einen Beitrag zu einer menschlicheren und barmherzigeren Welt.

Literatur

Althaus, David / Ulrich Hegerl / Holger Reiners: Depressiv? Zwei Fachleute und ein Betroffener beantworten die III wichtigsten Fragen, München 2006.

Beck, Aaron T.: Kognitive Therapie der Depression, hrsg. v. Martin Hautzinger, München-Weinheim 1986.

Bradshaw, John: Das Kind in uns. Wie finde ich zu mir selbst, München 1992.

Bultmann, Rudolf: lype, in: Theologisches Wörterbuch zum Neuen Testament (ThWNT) Band IV, Stuttgart 1942, S. 314–324.

Cermak, Ida: Ich klage nicht. Begegnungen mit der Krankheit in Selbstzeugnissen schöpferischer Menschen, Wien 1972.

Dieterich, Michael: Depressionen. Hilfen aus biblischer und psychotherapeutischer Sicht, Gießen 1986.

Evagrius Ponticus, Antirrheticus magnus. Die große Widerrede, übers. u. eingel. v. Leo Trunk, Münsterschwarzach 1992 (Antirrhetikon).

Evagrius Ponticus, Praktikos. Über das Gebet, Münster-schwarzach 1987.

Fairchild, Roy W.: Seelsorge mit depressiven Menschen, Mainz 1991.

Grün, Anselm: Gebet und Selbsterkenntnis, Münsterschwarz-ach 2007.

Hell, Daniel: Welchen Sinn macht Depression? Ein integra-tiver Ansatz, Reinbek 2006 (zitiert nach der Ausgabe von 1992).

Hesse, Andrea M.: Depressionen – Was Sie wissen sollten. Antworten auf die häufigsten Fragen, Freiburg 2006.

Guardini, Romano: Vom Sinn der Schwermut, Mainz 1983.

Josuran, Ruedi/Verena Hoehne/Daniel Hell: Mittendrin und nicht dabei. Mit Depressionen leben lernen, München 2001.

Migne, Jacques Paul: Patrologia cursus completus ... omni-um SS. patrum, doctorum scriptorumque ecclesiasticorum sive Latinorum, sive Graecorum, Nachdruck im Brepols-Ver-lag, Belgien o. J., (im Text abgekürzt „PG", Patrologia Graeca).

Modler, Peter: Das Phänomen des ‚Ekels vor dem Leben' bei Pierre Teilhard de Chardin, Frankfurt 1990.

Mutter Teresa: Komm, sei mein Licht, hrsg. u. kommentiert v. Brian Kolodiejchuk MC, München 2007.

Nuber, Ursula: Depression. Die verkannte Krankheit, München 2006.

Ott, Elisabeth: Die dunkle Nacht der Seele. Depression? Untersuchungen zur geistlichen Dimension der Schwermut, Elztal 1981.

Scherer, Bruno Stephan: Reinhold Schneider, in: Praktisches Lexikon der Spiritualität, hrsg. v. Christian Schütz, Freiburg/Basel/Wien 1988, Sp. 1101-1103.

Schneider, Reinhold: Winter in Wien, Freiburg 2005 (zitiert nach der Ausgabe von 1958).

Steinhilper, Rolf: Depression. Herausforderung an die Seelsorge, Stuttgart 1990.

Weber-Gast, Ingrid: Weil du nicht geflohen bist vor meiner Angst, Mainz 1979.

Weinreb, Friedrich: Selbstvertrauen und Depression, Weiler 1980.

Weinreb, Friedrich: Schöpfung im Wort. Die Struktur der Bibel in jüdischer Überlieferung, Weiler 1994.

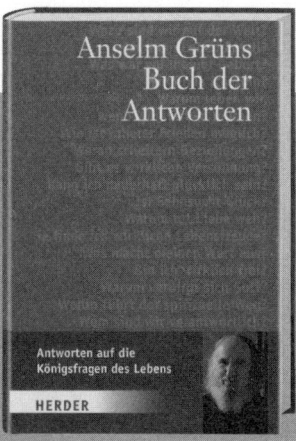

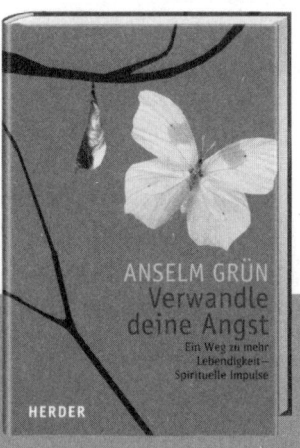

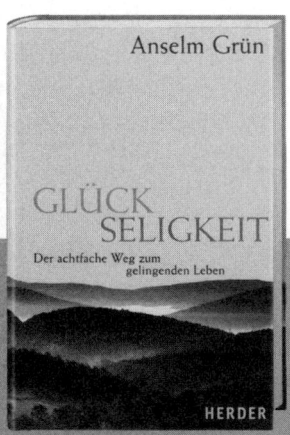

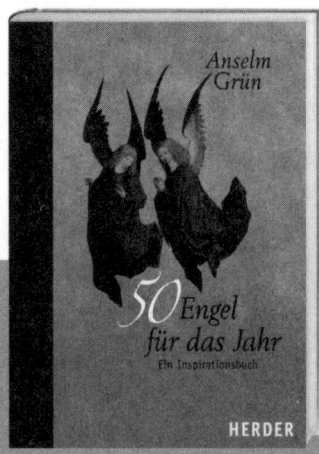